JN302765

シニアのための
楽しい脳トレーニングワークシート①

今井弘雄 著

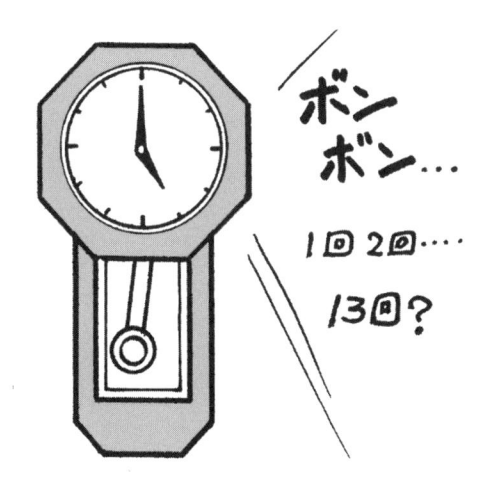

ボン
ボン…

1回 2回…

13回？

黎明書房

はじめに

　高齢者になると誰もが心身の機能は低下していきます。
　ど忘れや，物忘れが多くなってくると「ボケてきたかな？」と心配します。
　でも100歳になっても，ボケもせず，しっかりと元気な方もいらっしゃいます。
　そのような方は日ごろより，脳の血行をよくするために，本を読んだり，お話ししたり，文章を書いたり，物を考えたりして，脳を働かせています。
　そのように脳をトレーニングすることで，物忘れや，ボケといわれる認知症の防止に役立ちます。
　本書は，そのためのトレーニング本です。
　施設などで使われる場合は，適宜コピーしてお使いください。
　少しでもお役に立てれば幸いです。

　　平成25年2月1日

　　　　　　　　　　　　　　　　　　　　　　　　　著　　者

編集部付記：本書は，既刊の今井弘雄著『ちょっとしたボケ防止のための言葉遊び＆思考ゲーム集』『ほら，あれ！楽しい物忘れど忘れ解消トレーニング』を精選し再構成し，大判化したものです。

目　　次

はじめに　1

Ⅰ　言葉遊びで脳トレーニング

1　かんたんなクイズ遊び　6
2　ちょっと考えるクイズ遊び　8
3　正しい意味はどっち　9
4　ここでちょっとなぞなぞ　10
5　ちょっと知恵がつくクイズ　14
6　ことわざクイズ　18
7　早口言葉遊び　22

Ⅱ　物忘れ・ど忘れ予防の脳トレーニング

1　計算力のトレーニング　24
2　かんたんな間違いさがし　26
3　かんたんな穴埋めクイズ　27
4　かんたんな漢字の部首あそび　28

目　次

5 漢字つめクロス　30

6 俳句づくり　32

7 当て字クイズで脳トレーニング１　33

8 当て字クイズで脳トレーニング２　37

9 当て字クイズで脳トレーニング３　38

10 漢字クイズで脳トレーニング１　40

11 漢字クイズで脳トレーニング２　42

12 漢字クイズで脳トレーニング３　43

13 数字クイズで脳トレーニング　45

14 記憶力の脳トレーニング　46

15 記憶のアウトプット　48

16 買い物ゲーム―１人または２人で―　49

17 記憶力テスト―２人で―　52

＊イラスト：岡崎園子・伊東美貴

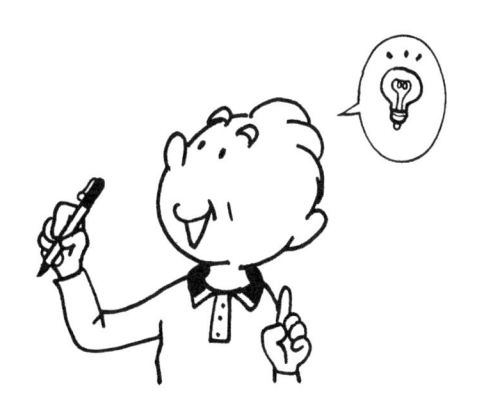

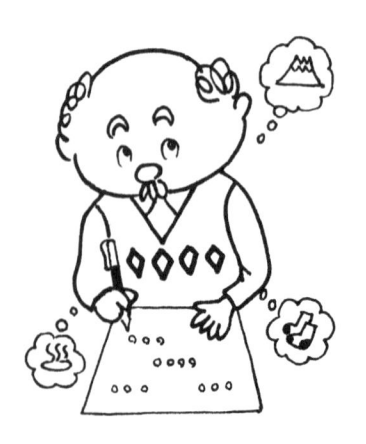

Ⅲ　みんなで楽しむ脳トレーニングゲーム

1　物当てゲーム　54

2　順番当てゲーム　56

3　スズキさーん！──だれの名札　58

4　カード集め　60

5　かくし文字さがし　62

6　今日のおにぎり　64

7　うちわを使って　66

8　大金持ちをめざせ　68

Ⅰの答えのページ　70

Ⅱの答えのページ　72

I
言葉遊びで脳トレーニング

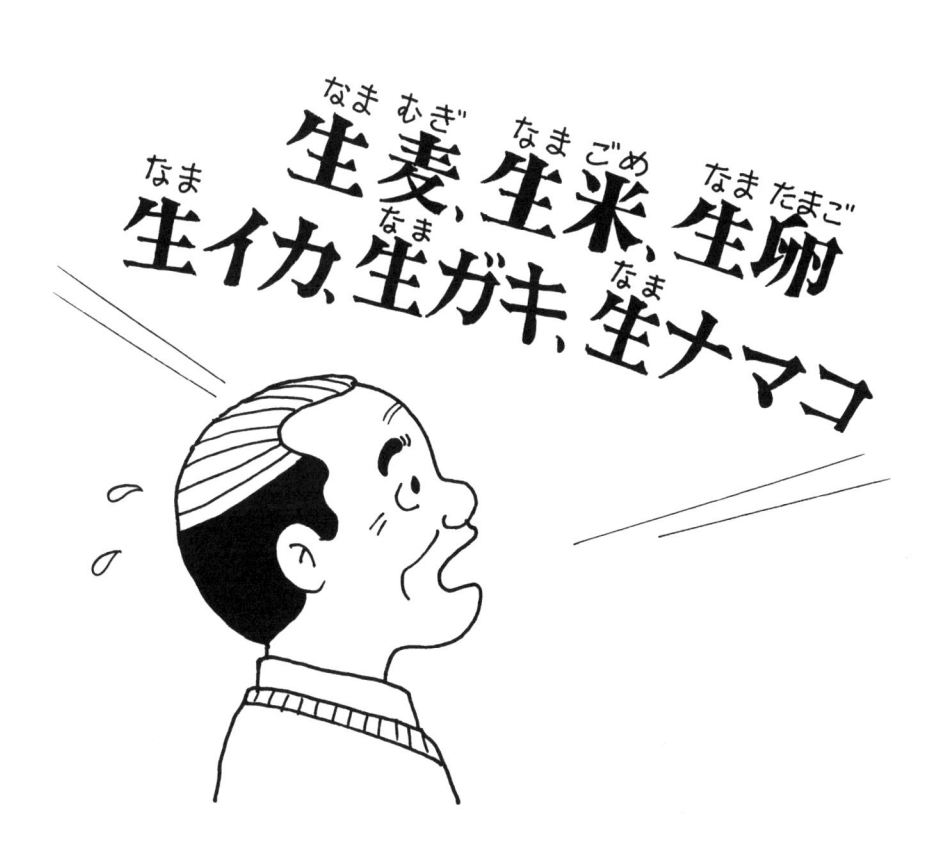

生麦（なまむぎ）、生米（なまごめ）、生卵（なまたまご）
生イカ（なま）、生ガキ（なま）、生ナマコ（なま）

1 かんたんなクイズ遊び

　　□の中に入る字は何でしょう。

① 犬も歩けば□に当る。
　 足を□にする。　　　　　　　　　　（答え：　　　　）

② 猿も□から落ちる。
　 □に竹をつぐ。　　　　　　　　　　（答え：　　　　）

③ 早起きは□文の得。
　 仏の顔も□度。　　　　　　　　　　（答え：　　　　）

④ 風□にもおけぬ。
　 恥の□ぬり。　　　　　　　　　　　（答え：　　　　）

⑤ へそで□を沸す。
　 お□をにごす。　　　　　　　　　　（答え：　　　　）

I 言葉遊びで脳トレーニング

⑥ 桃栗□年柿□年。　　　　　　　（答え：　　　　）

⑦ 鶴は□年亀は□年。　　　　　　（答え：　　　　）

⑧ 三寒□温。　　　　　　　　　　（答え：　　　　）

⑨ 一姫□太郎。　　　　　　　　　（答え：　　　　）

⑩ しし，おとめ，てんびん，□，いて。（答え：　　　　）

⑪ 明治，大正，□，平成。　　　　（答え：　　　　）

⑫ 横綱，大関，関脇，□，前頭。　（答え：　　　　）

⑬ 地震，雷，□，おやじ。　　　　（答え：　　　　）

⑭ ね，うし，□，う，たつ。　　　（答え：　　　　）

⑮ 歩，香車，□，銀。　　　　　　（答え：　　　　）

⑯ 水，金，□，火，木，土。　　　（答え：　　　　）

⑰ 東京，北海，□，大阪。　　　　（答え：　　　　）

2 ちょっと考えるクイズ遊び

□の中に字を入れましょう。

① 今月，放火，排水，□，元金　　　（答え：　　　　　）
　（ヒント　2字目が，月，火，水ですから……。）

② 幼，小，中，□，大　　　　　　　（答え：　　　　　）
　（ヒント　学校です。）

③ 初，春，夏，名，□，九　　　　　（答え：　　　　　）
　（ヒント　白鵬，稀勢の里，……。）

④ 栃木，岐阜，福井，□　　　　　　（答え：　　　　　）
　（ヒント　あめ，めだか，からす，すずめ，……。）

⑤ 喜，傘，米，卒，□　　　　　　　（答え：　　　　　）
　（ヒント　ここまで長生きをしたいですね。）

⑥ 大，恵，毘，□，福，寿，布　　　（答え：　　　　　）
　（ヒント　お正月の宝舟――七福神――。）

⑦ 位置，銃，飛躍，□　　　　　　　（答え：　　　　　）
　（ヒント　1，10，100，……。）

3 正しい意味はどっち

① 一姫二太郎
　イ．女の子1人と男の子2人。
　ロ．生むなら1人目が女の子，2人目は男の子がよい。
　　　　　　　　　　　　　　　　　（答え：　　　）

② 住めば都
　イ．住みなれればどこでもそれなりにいい。
　ロ．住むなら都市がいい。　　（答え：　　　）

③ 情は人のためならず
　イ．他人に親切をすれば，回り回っていずれは自分が親切にされる。
　ロ．他人に情をかけると甘やかすことになる。（答え：　　　）

④ かわいい子には旅をさせよ
　イ．かわいい子には楽しい旅をさせろ。
　ロ．かわいい子にはつらい経験をさせろ。　（答え：　　　）

⑤ 気がおけない人
　イ．気を許せない人。
　ロ．気をつかわなくても，付き合える人。（答え：　　　）

4 ここでちょっとなぞなぞ

① 氷がとけると水になります。雪がとけると何になるでしょう。
　　　　　　　　　　　　（答え：　　　　　　　　　）

② 寒くなるほどあつくなるものは。
　　　　　　　　　　　　（答え：　　　　　　　　　）

③ 二人乗りの船がありました。この船はどこもこわれていないのに二人が乗ったら沈んでしまいました。なぜでしょう。
　　　　　　　　　　　　（答え：　　　　　　　　　）

④ 長崎というところは坂の多い町です。では上り坂と下り坂とどっちが多いでしょう。
　　　　　　　　　　　　（答え：　　　　　　　　　）

⑤ 電線にスズメが10羽いました。いっぺんにとるにはどうすればよいでしょう。
　　　　　　　　　　　　（答え：　　　　　　　　　）

⑥ 道でお金をひろったのですが，警察に届けなかった。どうしてでしょう。
　　　　　　　　　　　　（答え：　　　　　　　　　）

⑦ かばをさかさまにするとばかになりますが，ジュースをさかさまにすると。
　　　　　　　　　　　　（答え：　　　　　　　　　）

⑧ かもめは鳥類，くじらはほ乳類，ではきつねとたぬきは何類。
　　　　　　　　　　　　（答え：　　　　　　　　　）

Ⅰ　言葉遊びで脳トレーニング

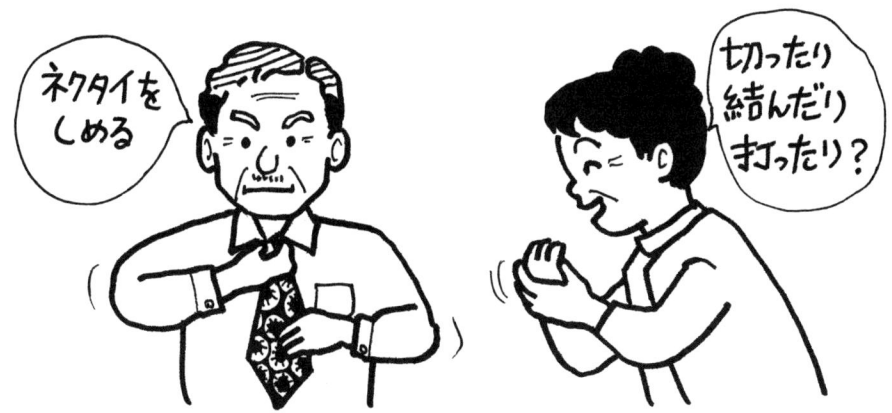

⑨　毎朝首をしめるものは。
　　　　　　　　　　　　　　（答え：　　　　　　　　）

⑩　売ったり，しぼったり，火に注いだりするものは。
　　　　　　　　　　　　　　（答え：　　　　　　　　）

⑪　切ったり，結んだり，打ったりするものは。
　　　　　　　　　　　　　　（答え：　　　　　　　　）

⑫　売ったり，貸したり，利かしたりするものは。
　　　　　　　　　　　　　　（答え：　　　　　　　　）

⑬　埋（うず）めたり，惜しんだり，折ったりするものは。
　　　　　　　　　　　　　　（答え：　　　　　　　　）

⑭　舌でなめられ叩かれて，いろんな所へ旅するものは。
　　　　　　　　　　　　　　（答え：　　　　　　　　）

⑮　泣きながら小さくしぼむものは。
　　　　　　　　　　　　　　（答え：　　　　　　　　）

⑯　骨と皮ばかりのくせにいばっているものは。
　　　　　　　　　　　　　　（答え：　　　　　　　　）

⑰　乾いた着物を脱いで，ぬれた着物を着るものは。
　　　　　　　　　　　　　　（答え：　　　　　　　　）

⑱　他人と，犬も猫も座れるのに自分だけは座れないものは。
　　　　　　　　　　　　（答え：　　　　　　　　　　）
⑲　ハサミや包丁でも切れないものは。
　　　　　　　　　　　　（答え：　　　　　　　　　　）
⑳　目の前にあって見えないものは。
　　　　　　　　　　　　（答え：　　　　　　　　　　）
㉑　顔が六つで目が二十一個のものは。
　　　　　　　　　　　　（答え：　　　　　　　　　　）
㉒　叩かれると元気よく飛びまわるものは。
　　　　　　　　　　　　（答え：　　　　　　　　　　）
㉓　リンゴを取るとき，いちばんいいときはどんなとき。
　　　　　　　　　　　　（答え：　　　　　　　　　　）
㉔　柱時計が13回鳴った。今は何をするとき。
　　　　　　　　　　　　（答え：　　　　　　　　　　）

Ⅰ　言葉遊びで脳トレーニング

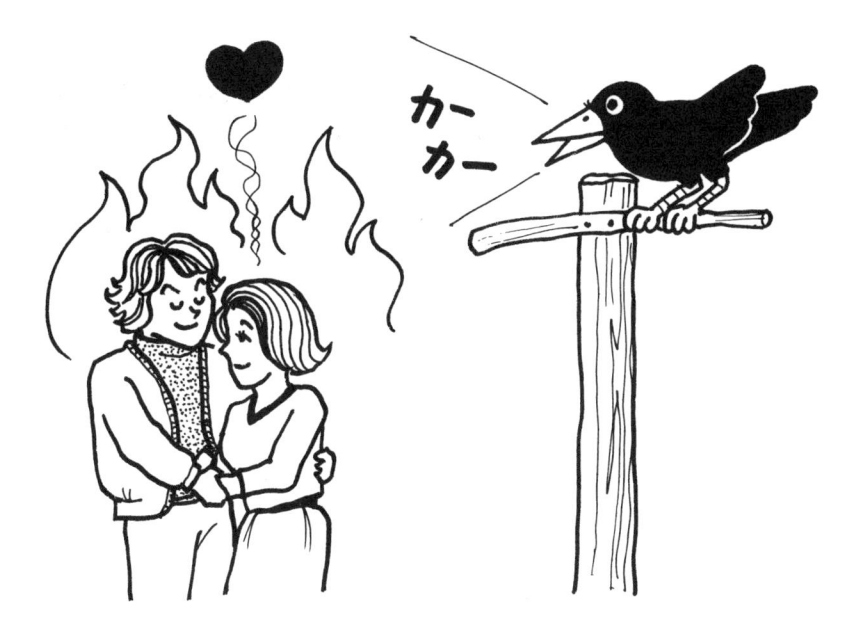

㉕　いくら年取っても白髪にならないものは。
　　　　　　　　　（答え：　　　　　　　　　）
㉖　歩けないし，立てないのに速く進むのは。
　　　　　　　　　（答え：　　　　　　　　　）
㉗　長くなればなるほど短かくなるものは。
　　　　　　　　　（答え：　　　　　　　　　）
㉘　火も煙も出さずに燃えるものは。
　　　　　　　　　（答え：　　　　　　　　　）
㉙　生きていれば必ず増えるものは。
　　　　　　　　　（答え：　　　　　　　　　）
㉚　いくら足しても増えない野菜は。
　　　　　　　　　（答え：　　　　　　　　　）

5 ちょっと知恵がつくクイズ

どっちの答えが正しいか当ててみましょう。
正解の解説のところを見ないでやってみましょう。

① 丘をこえた大声の主はどんな人？
　イ．身長2メートルの木こりの大男
　ロ．静かな保養地に住むおばさん

　正解は，（　　）。大声なら大男が有利と思いがちですが，実際に1999年にワルシャワで行われた「大声コンテスト」に優勝したのは保養地に住む40代の女性でした。その人の声は会場から丘をこえても聞こえたそうです。

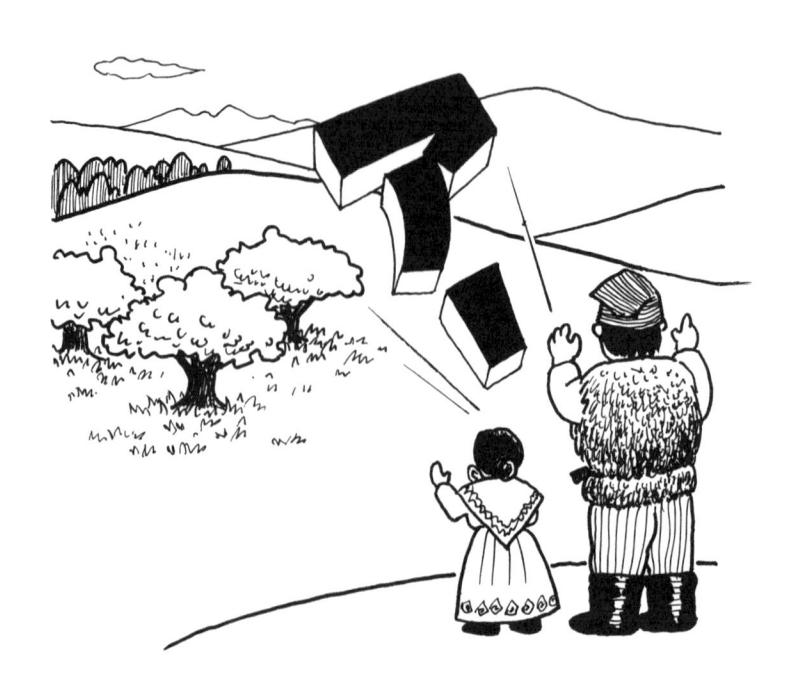

I 言葉遊びで脳トレーニング

② 薄暗がりでは赤色系と青色系と，どっちの色系が見えやすいでしょう。

　イ．赤色系

　ロ．青色系

　正解は，（　　）。一般的には赤色と思われがちですが，実は青色の方が赤より数倍感度はいいのです。

③ 老人（高齢者）の年齢区分は何歳からですか。

　イ．60歳

　ロ．65歳

　正解は，（　　）。日本では65歳以上を高齢者としています。

　年金や高齢者サービスなどは65歳を基準としています。アメリカでは65歳から初老，75歳から中老，85歳以上を高齢と区分しています。

④ 犬は人間の言葉がわかるのでしょうか。

　イ．よくわかっている

　ロ．よくわかっていない

　正解は，（　　）。犬は人間の発音はよくわかりませんが，言葉のアクセントとイントネーションや音の数で判断しているといわれています。主人のいうことをきくのは臭いで主人または，家族の人とわかるからです。また超音波で主人の車のエンジンの音も聞きわけるといわれています。

⑤　犬をキムチの臭いでだませるでしょうか。

　　イ．だませない
　　ロ．だませる

　正解は，（　　）。犬の嗅覚は想像よりもすぐれています。実際に成田空港税関でキムチの中に隠して，さらにビニール袋で密閉した麻薬を麻薬捜査犬が発見しています。

⑥　日本人の茶髪を白人はどう思っているのでしょう。

　　イ．軽蔑している
　　ロ．自由だと思っている

　正解は，（　　）。白人には特有の優越意識があり，彼等は茶髪や金髪は白人の領域と思っています。アメリカやヨーロッパではアジア人の茶髪は売春婦のイメージが強くあります。ただし日本女性の黒いストレートの髪と黒い瞳にはあこがれをいだいています。どうして日本人は茶髪にするのか奇異に感じています。

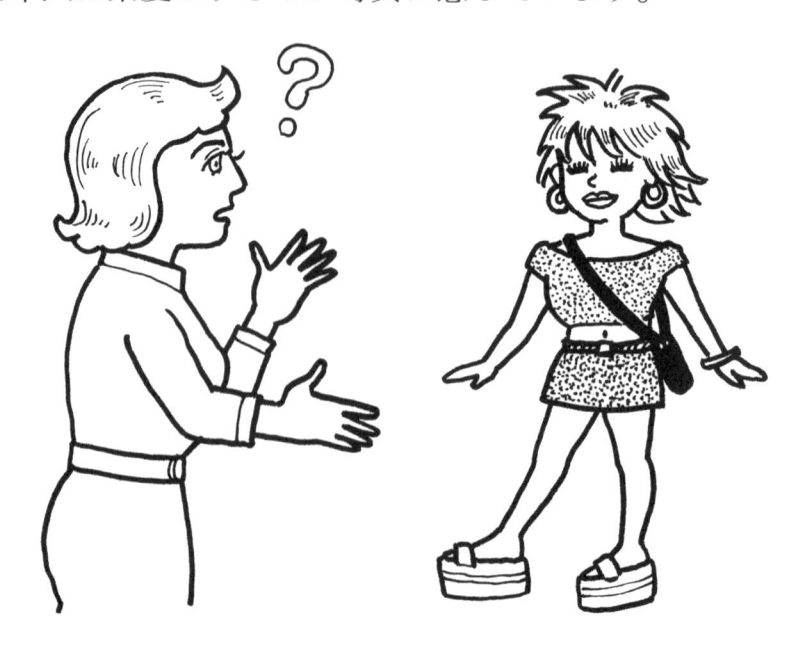

Ⅰ 言葉遊びで脳トレーニング

⑦　一番古い焼き物が出土した国はどこでしょう。

イ．トルコ

ロ．日本

　正解は，(　　)。焼き物のことを英語でチャイナと呼び中国が本場というイメージがあります。でも発掘された最も古いとされる土器は中国が5000年前，トルコが9000年前，日本は長崎の泉福寺洞穴で発掘された土器で約1万2000年前のものでした。

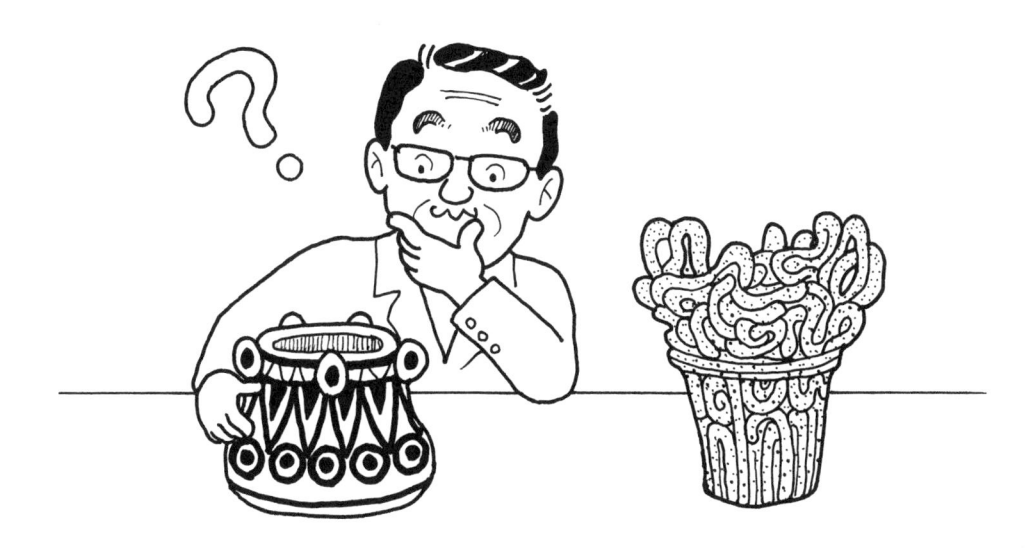

⑧　アフリカ人とヨーロッパ人のどちらが日本人に近い親戚？

イ．アフリカ人

ロ．ヨーロッパ人

　正解は，(　　)。テキサス大学での遺伝子研究によれば，12万年前にアフリカ人からヨーロッパ人が分かれ，次に5万5000年前にヨーロッパ人からアジア人が分かれたことがわかりました。

⑥ ことわざクイズ

　「ことわざ」は昔から人の知恵を短い言葉でおもしろく言い回し，人生の教訓を述べたりしています。例えば，他人を批判する前に自分がまずやることを「頭の上のハエを追う」という表現をします。これは他人のおせっかいをする前に，自分のことを始末しなさいという意味です。

　今でこそ現実に合わなくなった「ことわざ」もありますが，脳のトレーニングとして役立ちます。

　それでは○の中に文字を入れましょう。

　最初は，解説のところを見ないでやってみてください。

① 明日は明日の○○○○。　　　　　（答え：　　　　　）

　意味は明日のことをくよくよ考えてもはじまらない。明日になればどうにかなると思えば気が楽になるということです。

② 当たって○○○。　　　　　　　　（答え：　　　　　）

　意味は色々不安があるときでも思い切って実行してみよう。そうすれば良い方向にむくということです。

③ 犬の遠○○。　　　　　　　　　　（答え：　　　　　）

　意味は弱い犬が遠くから吠えるように，陰で人の批判をしたりすることをいうことです。

I　言葉遊びで脳トレーニング

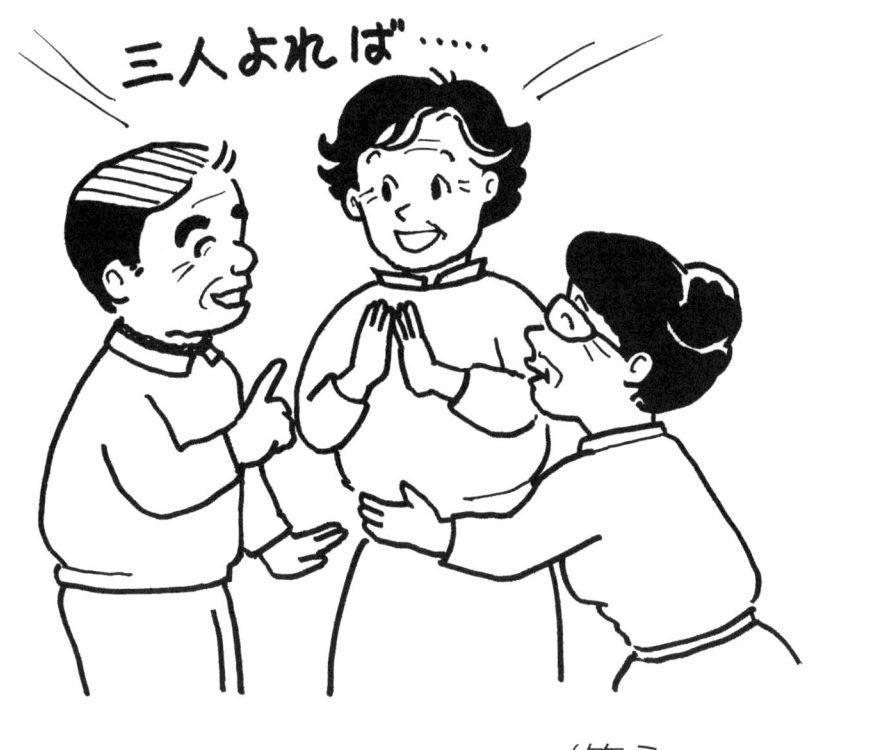

「三人よれば……」

④　去る者は〇〇〇。　　　　　　　　（答え：　　　　）

　意味は離れて行く人は無理に引き止めないで自由にしておこう。例えば恋人から別れを告げられたのに，しつこく追いかけるときらわれますよということです。

⑤　三人よれば〇〇の知恵。　　　　　（答え：　　　　）

　文殊は知恵の仏様のこと。むずかしいことも三人集まって相談すればすばらしい道が開けるということです。

⑥　おぼれる者は〇〇をもつかむ。　　（答え：　　　　）

　意味は水におぼれそうな人は「わら」でもつかんで助かろうとする。窮地に落ちた人は役に立たないものでもすがろうとすることです。

19

⑦　失敗は○○のもと。　　　　　　　（答え：　　　　　）

「失敗は残念のもと」という人もいますが，気持はわかりますがほんとうの意味は，失敗することで欠点を見つけ出し，反省し改善することにより成功に近づくということです。

⑧　○○○○の背くらべ。　　　　　　（答え：　　　　　）

ドングリの実はたくさん落ちているけれど，くらべてみた場合どれもこれも同じで特別大きいのはないというたとえから，誰も彼もすぐれた者がいないということ。

⑨　うそつきは○○のはじまり。　　　（答え：　　　　　）

うそをつく癖がつくと窃盗にも罪の意識がなくなってしまうという，いましめをいったことです。

⑩　癖ある馬に○あり。　　　　　　　（答え：　　　　　）

意味は癖のある馬が意外とよい走りを見せるように，人も個性の強い人によい仕事をする人がいるということです。

⑪　○から日が出る。　　　　　　　　（答え：　　　　　）

西へ沈んだ太陽が，また西から出てくるわけがないという意味で，絶対に起こり得ないことをいうことです。

⑫　○○○ばウサギも食いつく　　　　（答え：　　　　　）

おとなしいウサギでもイジメると怒るということです。

I 言葉遊びで脳トレーニング

⑬ 束の○。　　　　　　　　　（答え：　　　　　）

「つかの間の恋」などといい、時間が短いことです。本来は刀の鞘の長さに対して柄が短いところからきています。

⑭ 折り紙○○。　　　　　　　　（答え：　　　　　）

折り紙とは刀の鑑定書のことをいいます。ですから「あの人は折り紙付き」とは、まちがいのない人、人物評価の高い人をいうわけです。

⑮ 身から出た○。　　　　　　　（答え：　　　　　）

本来の意味は刀の刀身が粗雑な作りで錆が発生した不良品の錆のことをいいます。現在では自らの不注意の結果、失敗したりすることをいいます。

⑯ 土○場。　　　　　　　　　　（答え：　　　　　）

江戸時代の罪人が首をはねられる場所をいったものです。現在では、物事がもう逃げられないぎりぎりに追い詰められたことをいいます。

⑰ ○刀直入　　　　　　　　　　（答え：　　　　　）

よくまちがえて「短刀直入」と書く人がありますが短刀ではありません。本来は戦のときに一振りの刀をもって敵中に乗り込み討ち取るという意味です。現在は会議や商談のときにズバリ率直に発言することをいいます。

7 早口言葉遊び

　まちがっても，早とちりしてもけっこうです。なるべく早く正確にいうようにしましょう。

① 赤巻紙（あかまきがみ），青巻紙（あおまきがみ），黄巻紙（きまきがみ）
② 江の島（えのしま）沿線の偉い易者は愛媛の縁者を選んだ
③ 臆病を惜しまれる尾張の大男
④ 君の菊は君が作った菊か菊作りが作った菊か
⑤ 医者と石屋と言い違えないようにお言い
⑥ 経験者が結束して警戒を決定とは結構
⑦ 生徒より先生が先輩せっせと世話をやき
⑧ ぬかるみにぬめった歩けぬぬれ盗人（ぬすっと）
⑨ 「ヘェ」という返事も変な兵隊
⑩ 湯屋（ゆや）で湯だった湯屋番のゆうべの夢
⑪ 夜飛（よると）ぶ鳥は捕（と）りたくとも捕ろうとするな
⑫ そこもとの素行（そこう）その後そこそこにそうろうぞ
⑬ 生麦生米生卵（なまむぎなまごめなまたまご）生イカ生ガキ生ナマコ
⑭ 連れのいずれの連中にご連絡（れんらく）するな
⑮ おアヤや母親におあやまりなさい
⑯ 隣の客はよく柿食う客だ
⑰ そばのソバ屋のそばのソバ屋のソバ湯
⑱ 坊主が屏風（びょうぶ）に上手に坊主の絵を描いた
⑲ 長町（ながまち）の七曲（ななま）がり長い大曲り
⑳ 東京特許許可局

Ⅱ
物忘れ・ど忘れ予防の脳トレーニング

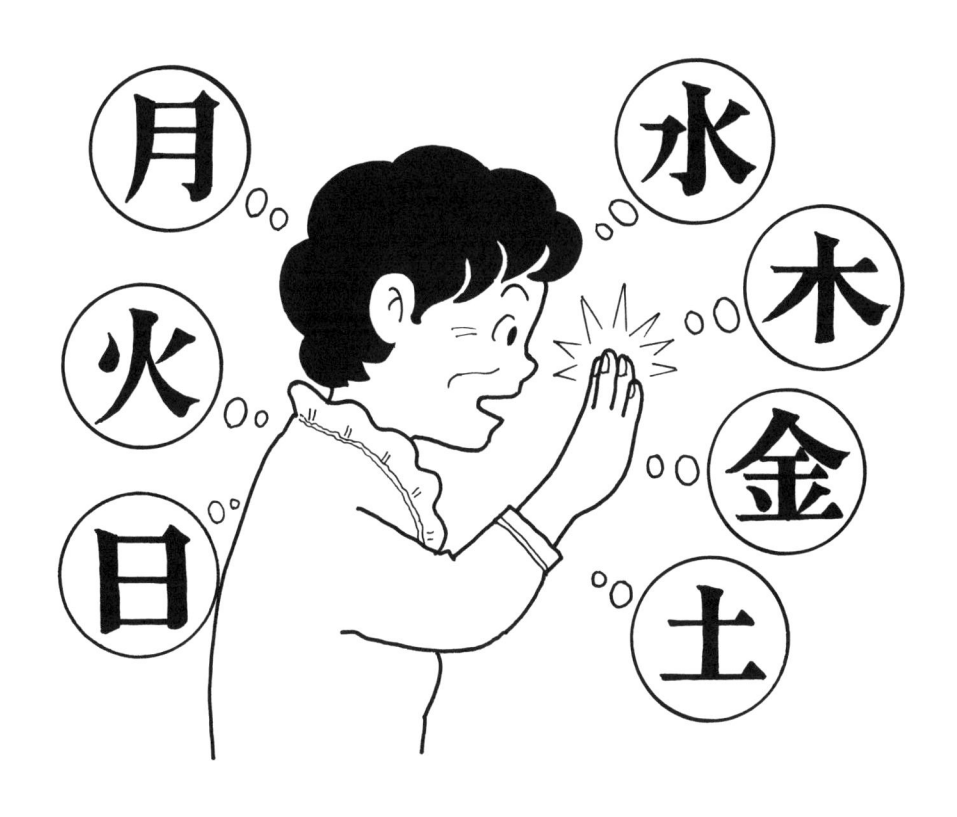

1 計算力のトレーニング

はじめにかんたんな脳のトレーニングをします。
次ページの式をすべて計算しましょう。
答えは，消せるようにエンピツで書いてください。

① はじめは上の段から順に，左から右へヨコに計算しましょう。

<u>所要時間　　　分</u>

② 次は，①の答えを消して，左の列から順に，上から下へタテに計算します。

<u>所要時間　　　分</u>

※計算間違いのないように人に見てもらうといいでしょう。

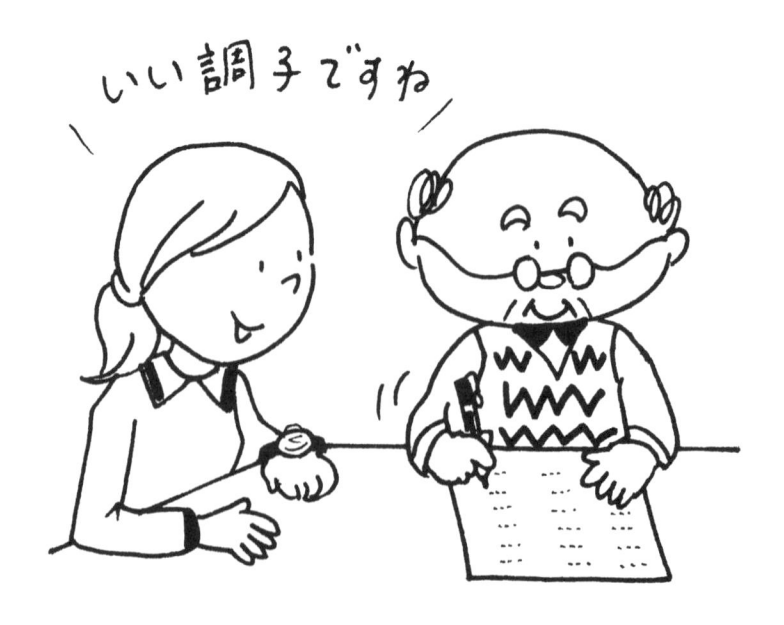

Ⅱ　物忘れ・ど忘れ予防の脳トレーニング

5 + 8 =	2 + 5 =	12 − 4 =	3 × 2 =
2 + 9 =	4 × 2 =	3 + 4 =	9 − 6 =
4 + 5 =	15 − 9 =	3 × 4 =	7 − 3 =
7 + 6 =	11 − 9 =	7 × 5 =	1 × 6 =
7 + 2 =	6 − 3 =	7 − 2 =	6 × 2 =
14 − 6 =	4 + 3 =	7 + 4 =	8 − 3 =
9 × 5 =	5 − 3 =	13 − 7 =	9 − 0 =
10 − 7 =	4 × 7 =	6 + 9 =	15 − 9 =
3 + 5 =	3 − 3 =	9 − 7 =	4 × 1 =
7 + 9 =	1 × 0 =	6 + 8 =	11 − 3 =
9 × 8 =	9 × 3 =	12 − 5 =	16 − 7 =
7 + 5 =	13 − 5 =	7 × 5 =	14 − 5 =
8 + 5 =	8 × 3 =	13 − 6 =	7 + 7 =
2 × 6 =	1 + 7 =	9 + 3 =	4 × 4 =
10 − 7 =	8 × 7 =	7 − 2 =	3 × 1 =

2 かんたんな間違いさがし

次の言葉の中に同じ言葉があります。それは何でしょう。
30秒以内に見つけましょう。

ぼうし	すずめ	するめ	たばこ	いわし	とまと	からす
たまご	さんぽ	かれい	あたま	ぞうり	とびら	すもう
ぶどう	たんぽ	れもん	くじら	めだか	とんび	めがね
りんご	ごりら	さんご	とまと	こいぬ	らっぱ	おさげ
さくら	やかん	めろん	すみれ	けむり	おかし	ことり
きりん	すいか	みかん	ひらめ	こおり	ごりら	うさぎ
だるま	おふろ	ろうか	かかし	さくら	うどん	たわし
ふとん	さかな	いろり	えほん	おたま	さらだ	れもん
てがみ	とりい	まんが	にしん	ぬりえ	はさみ	ふとん
めいし	しじみ	あさり	りんご	あさひ	きのこ	まぐろ
ゆうひ	もめん	めだか	とんぼ	れんげ	べんち	くるま
とうふ	ごぼう	みずな	おにく	たまご	うずら	てれび
おさけ	とけい	ゆびわ	そばや	いちご	けいば	つくえ
さしみ	あわび	こっぷ	わごむ	さとう	おでこ	こゆび
せんす	するめ	うなぎ	めろん	かもめ	ふくろ	つばき
きつね	おどり	たいこ	らっぱ	みしん	にしん	まいく

さあ，いくつ時間内に見つけられるでしょう。

3 かんたんな穴埋めクイズ

○の中に入る漢数字を書きましょう。

① ○苦○苦　　② ○寒○温　　③ ○発○中
④ ○人○色　　⑤ ○日○秋　　⑥ ○進○退
⑦ ○変○化　　⑧ ○転○倒　　⑨ ○事が○事
⑩ 早起きは○文の徳　　⑪ 人のうわさも○○○日
⑫ ○聞は○見にしかず　　⑬ ○つ子の魂○まで
⑭ なくて○癖，あって○○○癖
⑮ 仏の顔も○度　　⑯ 桃栗○年，柿○年
⑰ ○年一昔　　⑱ 鶴は○年，亀は○年
⑲ ○の足を踏む　　⑳ ○里霧中

○の中に字を入れましょう。(虫食いクイズ)

㉑ 爪に○をともす　　㉒ ひざを○○えて話す
㉓ 風○にもおけぬやつ　　㉔ ○○鳥あとを濁さず
㉕ キジも○○○○打たれまい　　㉖ 雀○まで踊り忘れず
㉗ 舌の○の乾かぬうちに　　㉘ 櫛の歯が○けたよう
㉙ ○災は忘れたころに○ってくる
㉚ さく○んぼは，山○県の名産です

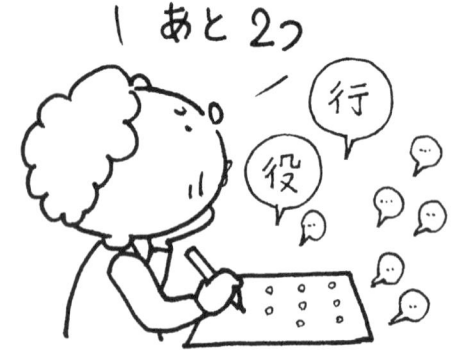

4 かんたんな漢字の部首あそび

① さんずい偏（氵）で10個の漢字を書いてみましょう。
　例：池，汗，……

② き偏（木）で10個の漢字を書いてみましょう。
　例：札，村，……

③ うかんむり（宀）で10個の漢字を書いてみましょう。
　例：守，安，……

④ にん偏（イ）で10個の漢字を書いてみましょう。
　例：仏，作，……

⑤ ぎょうにん偏（彳）で10個の漢字を書いてみましょう。
　例：役，行，……

⑥ ごん偏（言）で10個の漢字を書いてみましょう。
　例：計，記，……

⑦ て偏（扌）で10個の漢字を書いてみましょう。
　例：打，払，……

Ⅱ 物忘れ・ど忘れ予防の脳トレーニング

⑧ おんな偏（女）で10個の漢字を書いてみましょう。
例：好，嬢，……

⑨ 指定された部首の漢字を使って文章を作りましょう。
例えば，さんずい偏（氵）の漢字を使って，400字以内の文章を作ります。ただし，一度使った漢字はなるべく使わないで，できるだけ多く，さんずい偏の漢字を使います。

> **答えの例**：ある男がいました。名前は渋沢浩治といいました。彼は恋人にふられ淋しくて涙を流しながら激しく泣きました。そして，毎日酒を浴びるように飲んでいました。
>
> 　そんな生活をしていたので，身体は汚く，洗濯もしないので，誰も寄り付かなくなりました。
>
> 　彼は，そんな自分がいやになり，山に登りました。山には清く澄んだ水が湧き出て，それが滝となり溪を河となって湖や沼に注ぎました。彼は決意をして汗で汚れた身体を清潔にするために近くの池に入り泳いだりしました。
>
> 使用した漢字　渋，沢，浩，治，淋，涙，流，激，泣，酒，浴，活，汚，洗，濯，清，澄，湧，滝，溪，河，湖，沼，注，決，汗，清，潔，池，泳

「き偏（木）」「ごん偏（言）」「て偏（扌）」「うかんむり（宀）」「いと偏（糸）」「くさかんむり（艹）」などで作ってみましょう。

※①～⑨の答えは載せていません。漢和辞典で確認してください。

5 漢字つめクロス

あらかじめマス目に入っている漢字をヒントに，下のリストの漢字を一度ずつ使って熟語を作り，クロスを完成してください。

①

	日	■	■		
■			■	消	
		■	■		■
	■		同		
根		■	■		
	■	■	卒		式

リスト

金 結 芸 役 人 業 名 火 大 旅 明 性 今 地
婚 座 事 点 陰 年 口 者 防 団 拠 愛 目 立

②

目			日		朝
	夫		茶		
美					
		理			
品				館	

リスト

貴 事 大 日 常 本 系 口 長 高 明 川 術 碗
式 飯 恋 婦 人 博 会 手 山 海 鳥 東 名 食

6 俳句づくり

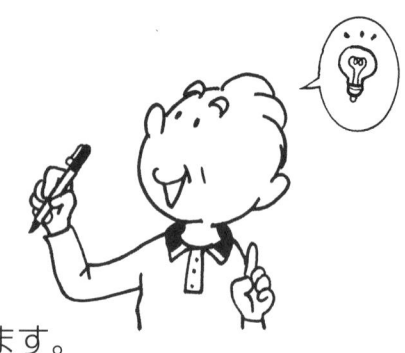

俳句は，五・七・五の 17 文字で作ります。
指示された文字を五・七・五の頭の文字にして，俳句を作りましょう。

例：「さ・く・ら」
さびしさや
くらい山道
ランプの灯

㊙ ○ ○○○
㊚ ○○○○○○
㊛ ○○○○

では，次の文字で作ってみましょう。

・「い・わ・し」　　・「あ・た・ま」　　・「す・い・か」

・「さ・か・な」　　・「か・か・し」　　・「は・さ・み」

Ⅱ 物忘れ・ど忘れ予防の脳トレーニング

7 当て字クイズで脳トレーニング１

次の字は何と読むでしょう。

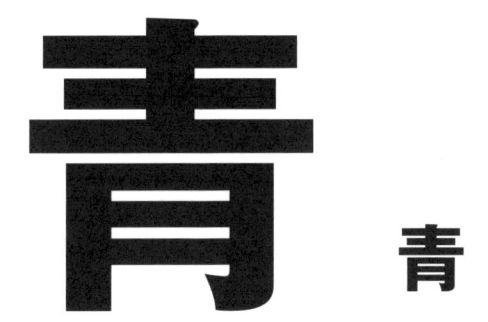

①

青 青

(答え：　　　　　　　　　)

②

杉 り

(答え：　　　　　　　　　)

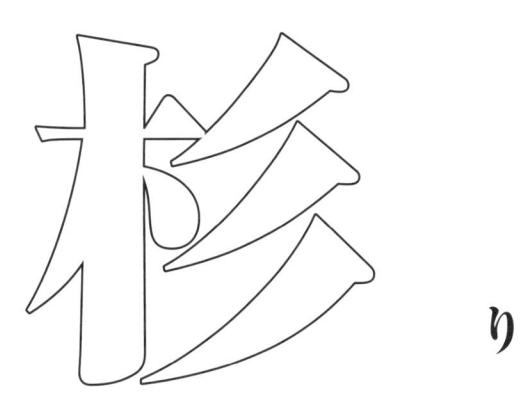

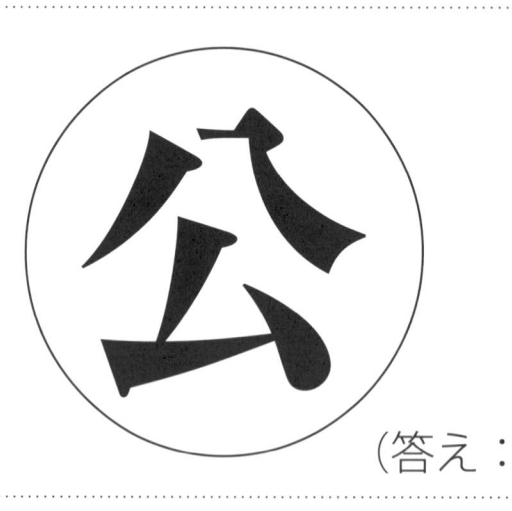

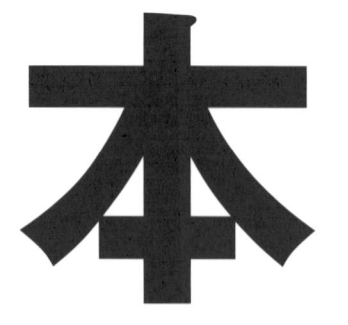

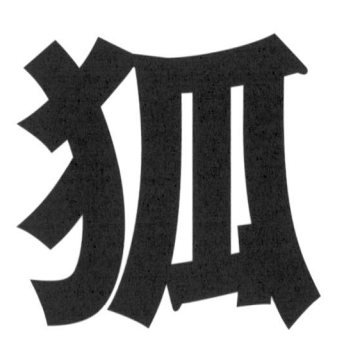

③

牛　勿

(答え：　　　　　　　)

④

㊣

(答え：　　　　　　　)

⑤

本　狐

(答え：　　　　　　　)

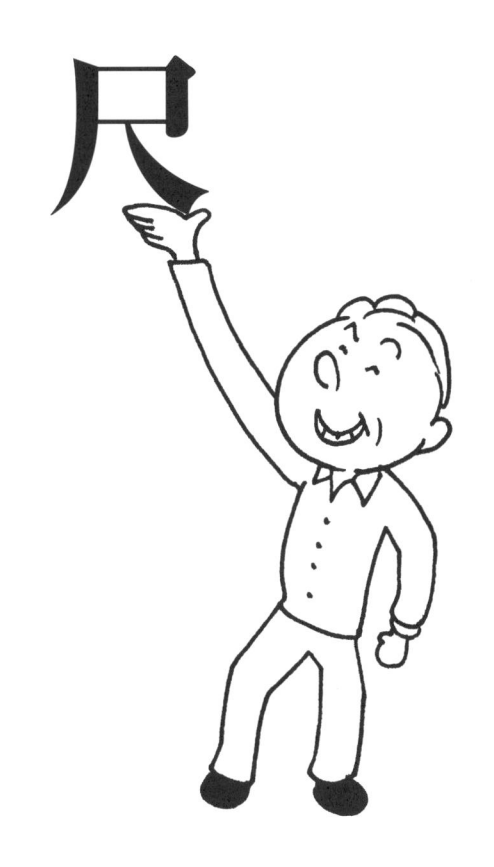

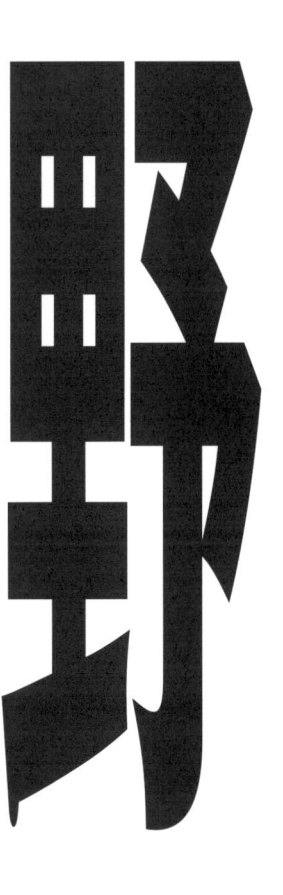

Ⅱ　物忘れ・ど忘れ予防の脳トレーニング

⑥

話、で

(答え：　　　　　　　)

⑦　　　　　　　⑧

尺　　　　　野球

(答え：　　　　) (答え：　　　　　　)

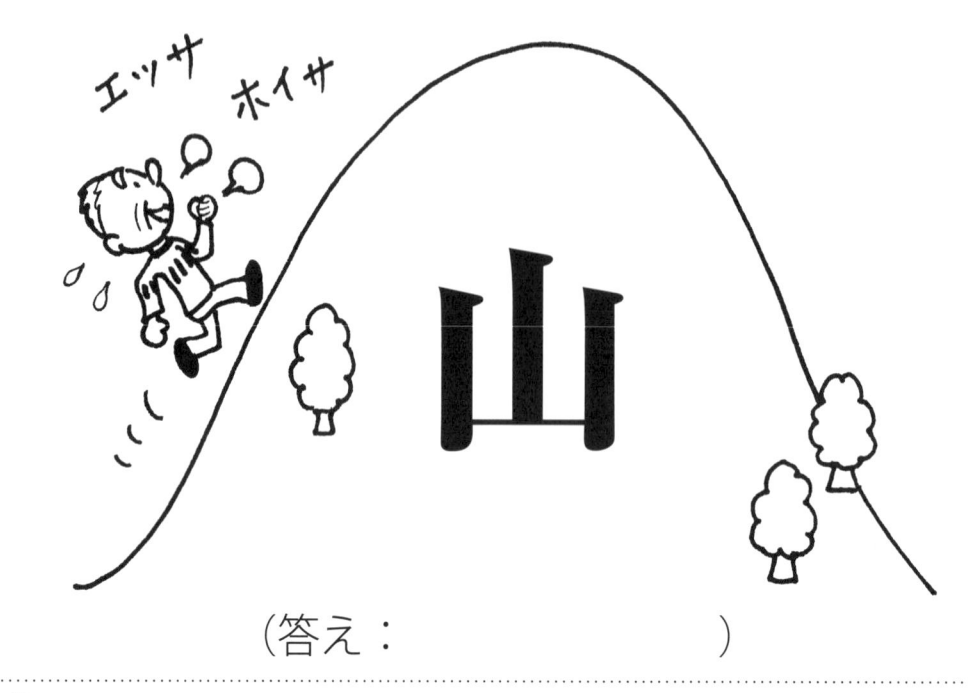

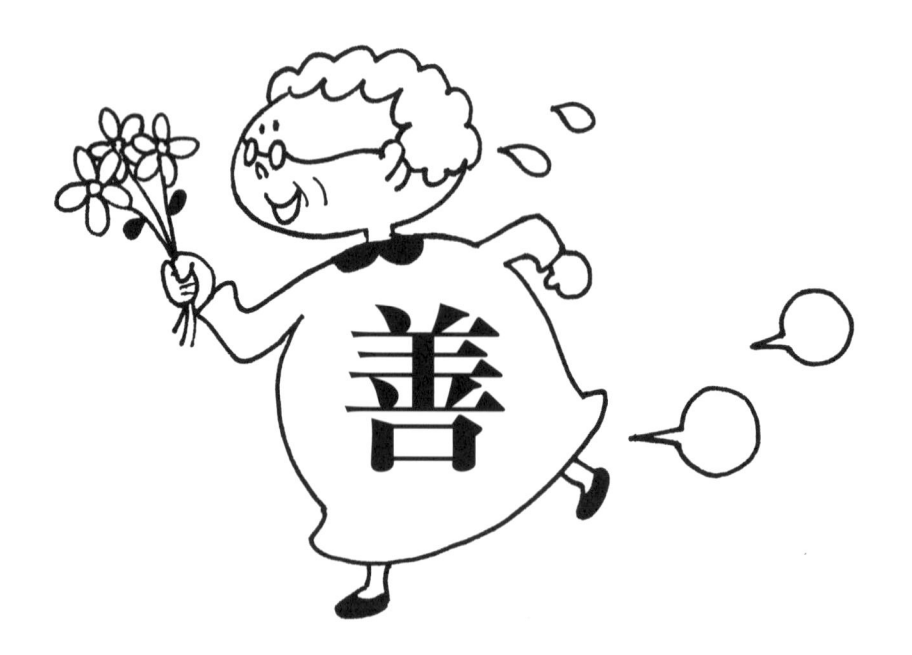

⑨

エッサ　ホイサ

山

(答え：　　　　　　　　　)

⑩

善

(答え：　　　　　　　　　)

8 当て字クイズで脳トレーニング2

何と読むでしょう。(ヒント：音楽家の名前です。)

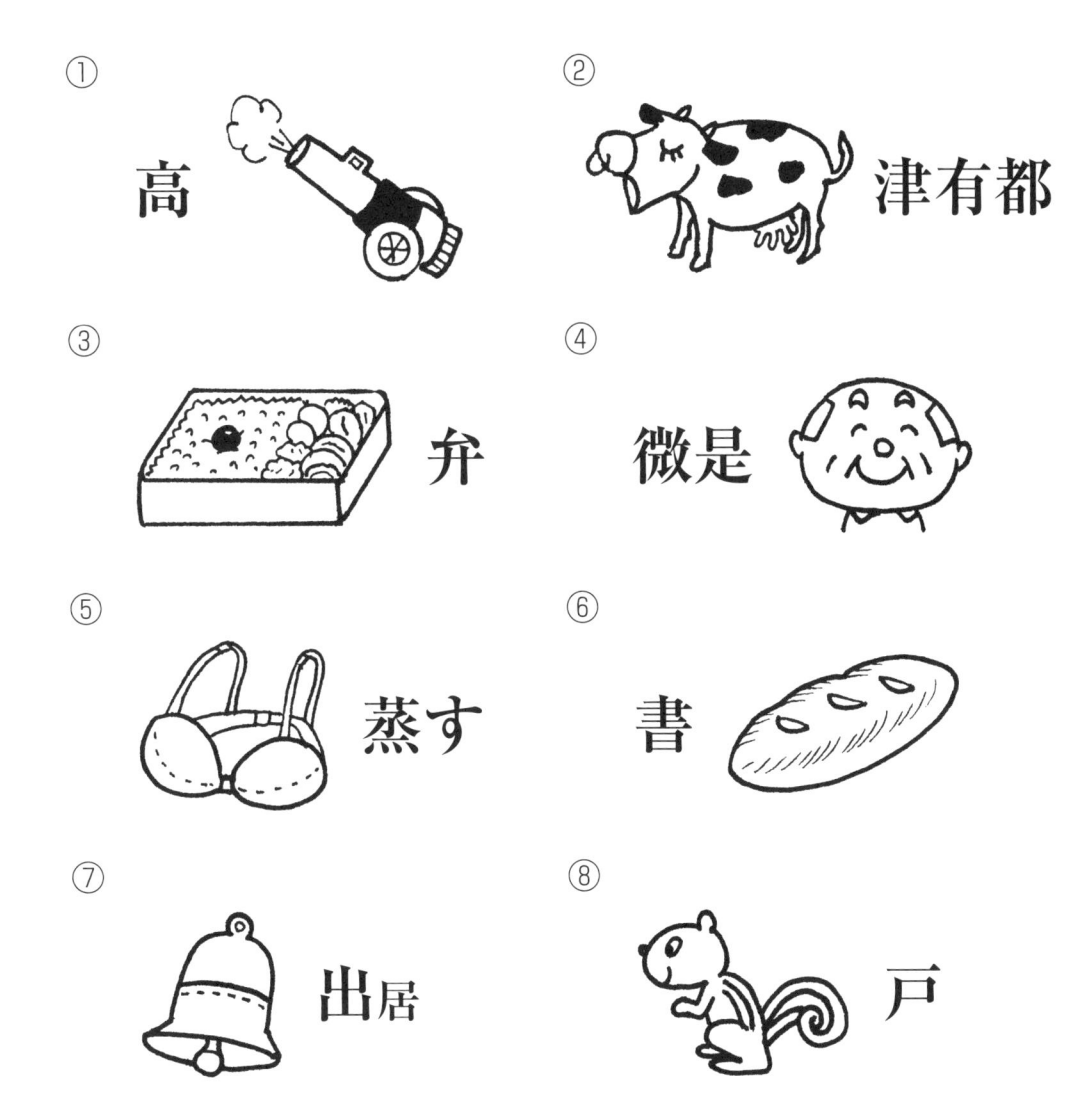

① 高(ドーン)

② (モー)津有都

③ (スシ)弁

④ 微是(ハゲ)

⑤ (ブラ)蒸す

⑥ 書(パン)

⑦ (ベル)出居

⑧ (リス)戸

9 当て字クイズで脳トレーニング3

何と読むでしょう。（実際に使われている漢字です。）

① 海星　（答え：　　　　　　）
（ヒント：星の形から名前がつきました。）

② 海豚　（答え：　　　　　　）
（ヒント：「フグ」と読む人がいますが，魚ではありません。）

③ 金糸雀　（答え：　　　　　　）
（ヒント：「クジャク」「キジ」ではありません。）

④ 信天翁　（答え：　　　　　　）
（ヒント：このままでは，天を信じる爺（じい）さんですが，鳥です。）

⑤ 洋灯　（答え：　　　　　　）
（ヒント：外国から来た灯りです。）

⑥ 洋琴　（答え：　　　　　　）
（ヒント：よく「ハープ」と間違える人がいます。）

Ⅱ　物忘れ・ど忘れ予防の脳トレーニング

⑦　牛酪　　（答え：　　　　　　）
　（ヒント：何となく乳製品ということはわかりますが。）

⑧　木乃伊　　（答え：　　　　　　）
　（ヒント：中国語の「ムナイイ」からきたといわれています。）

⑨　麦酒　　（答え：　　　　　　）
　（ヒント：麦から作られたからです。）

⑩　聖林　　（答え：　　　　　　）
　（ヒント：「ホーリー」と「ウッド」という英語からきています。）

⑪　西班牙　　（答え：　　　　　　）
　（ヒント：中国語読みの「シパニヤ」からきています。）

⑫　羅馬　　（答え：　　　　　　）
　（ヒント：完全に日本語の当て字です。）

⑬　瑞西　（答え：　　　　　　）
　（ヒント：日本語読みの「ズイセイ」の当て字です。）

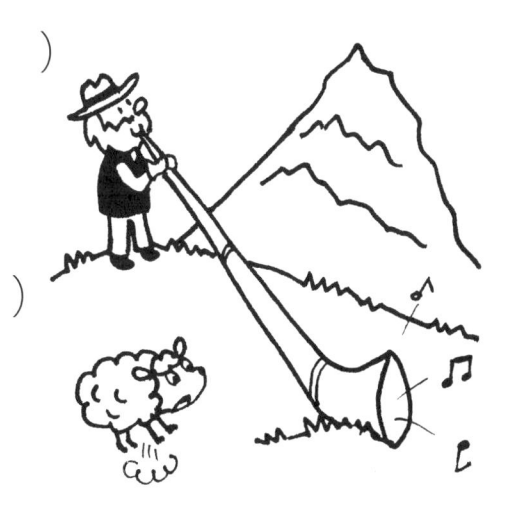

10 漢字クイズで脳トレーニング1

次の四字熟語で間違った字をさがして，正しい字にしてください。

例 竜/米 頭 蛇 尾

① 花 烏 風 月

② 馬 耳 西 風

③ 栄 古 盛 衰

④ 綺 想 天 外

⑤ 油 断 太 敵

⑥ 前 後 不 格

⑦ 無 芸 多 食

⑧ 老 弱 男 女

⑨ 亭 主 関 薄

⑩ 天 下 奏 平

⑪ 拍 手 勝 采

⑫ 温 古 知 新

⑬ 一 汁 一 妻

⑭ 違 口 同 音

⑮ 大 器 晩 政

⑯ 絶 対 絶 命

⑰ 美 人 白 命

⑱ 電 光 関 火

⑲ 音信普通

⑳ 不和雷同

㉑ 一期一絵

㉒ 清錬潔白

㉓ 故事雷歴

㉔ 意志薄若

㉕ 奮麗努力

㉖ 情状酌量

㉗ 会縁奇縁

㉘ 初志貫鉄

㉙ 精心誠意

㉚ 前途優望

㉛ 不語実行

㉜ 座右之名

㉝ 倉意工夫

㉞ 一致団血

㉟ 滴材適所

㊱ 粉骨細身

㊲ 博学太才

㊳ 波瀾万城

㊴ 感慨無料

㊵ 特意満面

㊶ 義心暗鬼

㊷ 純情加憐

11 漢字クイズで脳トレーニング2

次のAグループとBグループから1字ずつ選んで，組み合わせて漢字を作りましょう。

① 例：粒（答え： 　　　　　　　　　　　　　）

Aグループ

田	木	言	売
貝	米	金	

Bグループ

五	糸	一	口
立	占	十	ト

次の□の中のカタカナを使って漢字を作りましょう。

② 例：仏（答え： 　　　　　　　）

タ	ム	ロ
ハ	カ	イ

③ 例：左（答え： 　　　　　　　）

エ	タ	ト
ロ	イ	ナ

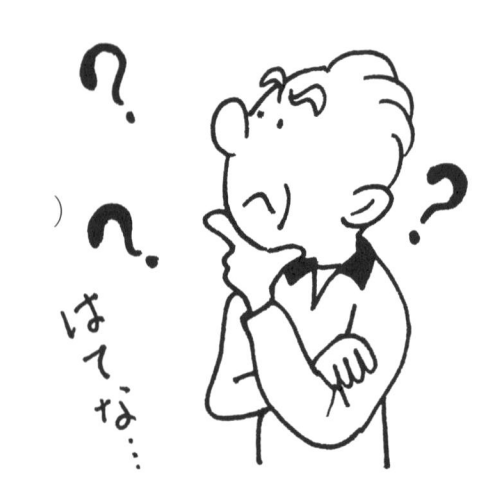

12 漢字クイズで脳トレーニング３

Ⅱ　物忘れ・ど忘れ予防の脳トレーニング

中央の□の中に入る漢字を考えましょう。

例：

```
    甘
蛇 □ 先
    笛
```

●例の答え

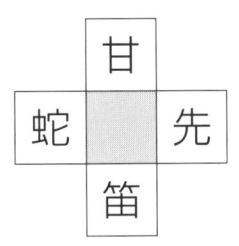

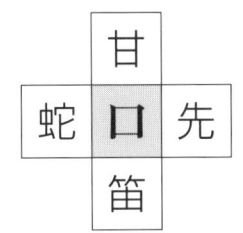

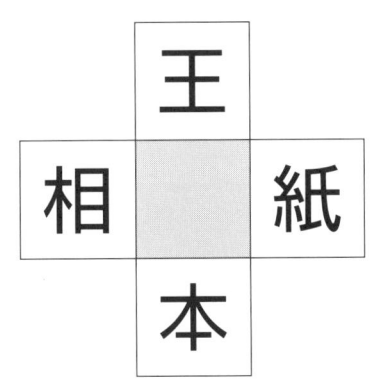

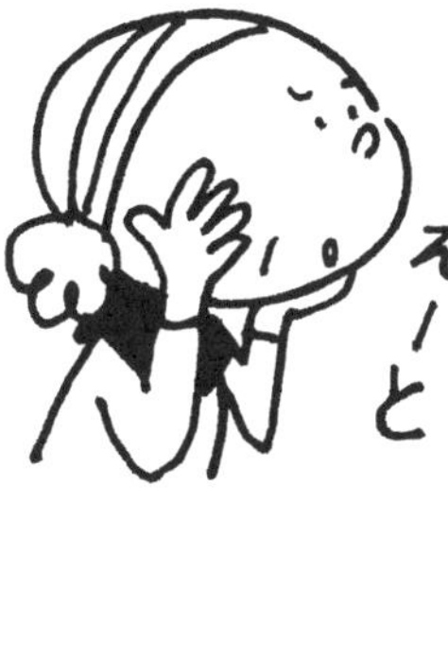

```
    甘
蛇 口 先
    笛
```

①

```
    王
相 □ 紙
    本
```

②

```
    本
薬 □ 庭
    根
```

③

```
    素
雨 □ 軽
    場
```

43

④
```
    品
旅 □ 事
    先
```

⑤
```
    新
主 □ 名
    格
```

⑥
```
    脇
横 □ 具
    路
```

⑦
```
    情
夜 □ 品
    気
```

⑧
```
    入
出 □ 座
    論
```

⑨
```
    敬
親 □ 情
    読
```

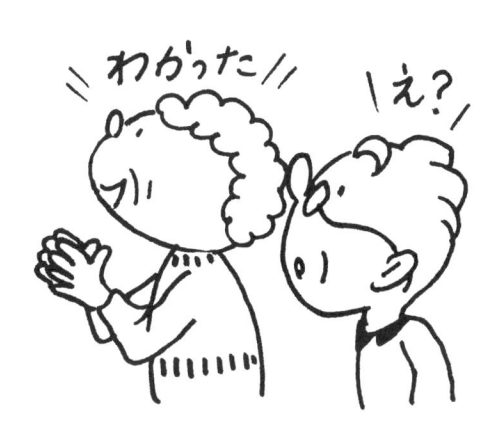

13 数字クイズで脳トレーニング

□の中に数字を入れましょう。この数字の並べ方には共通の関連した意味があります。

例：1, 3, 5, □, 9　　●例の答え　7（奇数）

① 1, 4, 7, □, 13

② 60, 70, 77, 80, □, 90, 99

③ 6, 3, □, 4

④ 3, 7, □, 17, 23, 27, 33, 50

⑤ 7, 14, □, 28

14 記憶力の脳トレーニング

● **用意するもの**

メモ用紙，筆記用具

● **あそび方**

① まず，次ページの言葉を30秒間見てください。
② 30秒間過ぎたら，次ページを見えないように裏返します。
③ 次の30秒間で，覚えているものをメモ用紙に書き出します。
④ もとに返して，間違えずに正しく書けたものがいくつあったか，数えてみましょう。
⑤ 次に，もう一度，見えないように裏返し，1回目で書き出せなかったものを思い出して，30秒間で書き出してください。
⑥ 最後に，1回目に書き出した数と，2回目に間違いなく書き出せたものの数を数えてみましょう。

※ ①～⑤をもう一度やってみましょう。
不思議なことに，そんなに数は増えていません。

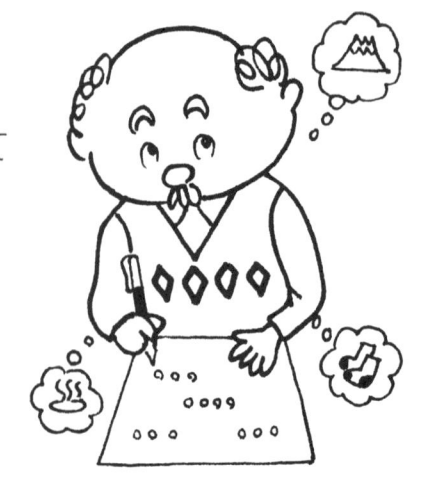

富士山　納豆　オートバイ

温泉　　レコード　　雷

靴下　サイダー　日本海

ストーブ　　絵本　　豆腐

机　　手袋　　カーテン

そば屋　　帽子　　歯医者

メガネ　　傘　　からす

15 記憶のアウトプット

各都道府県には代表的な名物，名品があります。左の都道府県と右の名物，名品を線で結びましょう。

例： 東京都 ——————————— スカイツリー

秋田県 ・　　　　　・ 南部せんべい
長崎県 ・　　　　　・ ほうとう
山形県 ・　　　　　・ ねぶた
京都府 ・　　　　　・ 八丁味噌
鳥取県 ・　　　　　・ ちゃんぽん
茨城県 ・　　　　　・ 砂丘
愛知県 ・　　　　　・ みかん
岩手県 ・　　　　　・ さくらんぼ
山梨県 ・　　　　　・ 笹かまぼこ
和歌山県 ・　　　　　・ 八ツ橋
青森県 ・　　　　　・ 納豆
宮城県 ・　　　　　・ きりたんぽ

留意点
学校の地理の時間に習ったり，旅先で食べたりしたことを思い出す回想ゲームで，脳の働きをよくする効果があります。

16 買い物ゲーム
―1人または2人で―

Ⅱ 物忘れ・ど忘れ予防の脳トレーニング

寄せ鍋編

● **用意するもの**

メモ用紙, 筆記用具

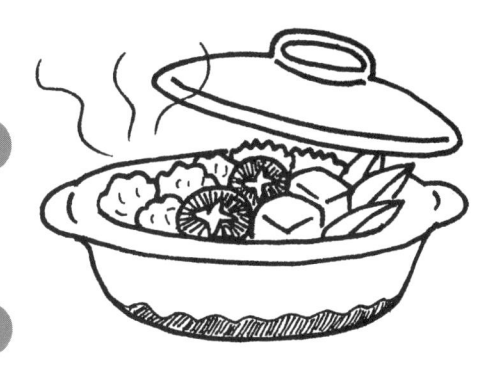

● **あそび方**

1人でもできますが, A, Bの2人でするといいでしょう。

① はじめにAさんが挑戦する人, Bさんが審判になります。

② BさんはAさんに「今日は寄せ鍋を作りますので, ここに書かれているもの（下記）を買ってきてください」といい, このページを見せます。

（買ってくるもの）

ねぎ　　豆腐　　白菜　　鶏肉　　春菊

白ワイン　　しいたけ　　みりん　　お茶

牡蠣(かき)　　油揚げ　　たくわん　　砂糖

芋焼酎　　鱈(たら)の切り身　　料理用酒

③ 20秒間見せたら，Aさんに見えないように裏返します。
④ 「では，買ってくるものを思い出して，メモに書いてください」の合図で，Aさんはメモ用紙に書き出します。（約1分）
⑤ さあ，全部覚えたでしょうか。審判のBさんが，答え合わせをします。

> ＊留意点＊
> 20秒間で覚えるには，はやく脳にインプットをしなければなりません。そして，正しくアウトプットをします。記憶力の訓練になります。

ドラッグストア編

● 用意するもの

メモ用紙，筆記用具

● あそび方

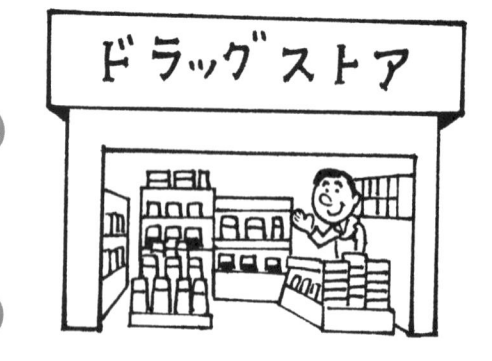

「寄せ鍋編」と同じように，A，Bの2人であそびます。
① 今度は役割を入れ替わり，Aさんが審判，Bさんが挑戦者になります。
② Aさんはドラッグストア（大きな薬店）で，ここに書かれているもの（次ページ）を買ってきてください」といって，次ページを20秒間見せます。
③ 20秒間見せたら，裏返して見えないようにします。

Ⅱ　物忘れ・ど忘れ予防の脳トレーニング

（買ってくるもの）

胃薬　ティッシュペーパー　歯ブラシ

大人用紙パンツ　頭痛薬　シャンプー

栄養ドリンク　台所用洗剤　マスク

ハンドクリーム　カイロ　のどあめ

洗濯用洗剤　手洗い石けん　うがい薬

---

④　次に，5分間，2人で世間話をします。5分過ぎたら，Bさんにメモ用紙に書き出してもらいます。（約1分）

⑤　さあ，全部覚えているでしょうか。審判のAさんが，答え合わせをします。

留意点

似たような品物を覚えるのは難しいものです。しかも，時間をおくと余計に難しくなります。脳をいじめる効果があります。

17 記憶力テスト
― 2 人で ―

● 用意するもの
1人で写っている写真

● あそび方

① 2人であそびます。1人は挑戦者，もう1人は審判になります。審判は挑戦者に1枚の写真を見せます。（約30秒）

② 審判はその写真を取り上げ，そこに写っているものについて質問していきます。

　例：1人の女性が湖をバックにした写真を見せて質問します。
　「女性の服は何色でしたか？」
　「腕時計はしていましたか？」
　「靴はハイヒールでしたか？」
　「ネックレスはつけていましたか？」
　「写真のバックに何が見えましたか？」
　「帽子はかぶっていましたか？」　など

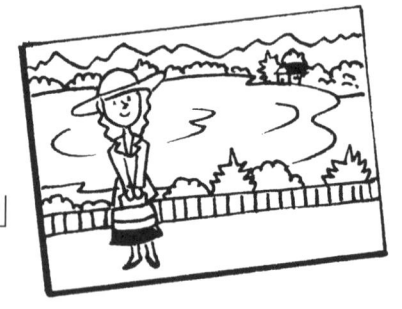

③ さあ，いくつ合っていましたか。

④ 次は，2人の役割を交替し，別の写真であそびましょう。

＊留意点＊
記憶にインプットしていないと，思わぬ質問にはすぐに答えられません。脳をいじめる効果があります。

Ⅲ みんなで楽しむ脳トレーニングゲーム

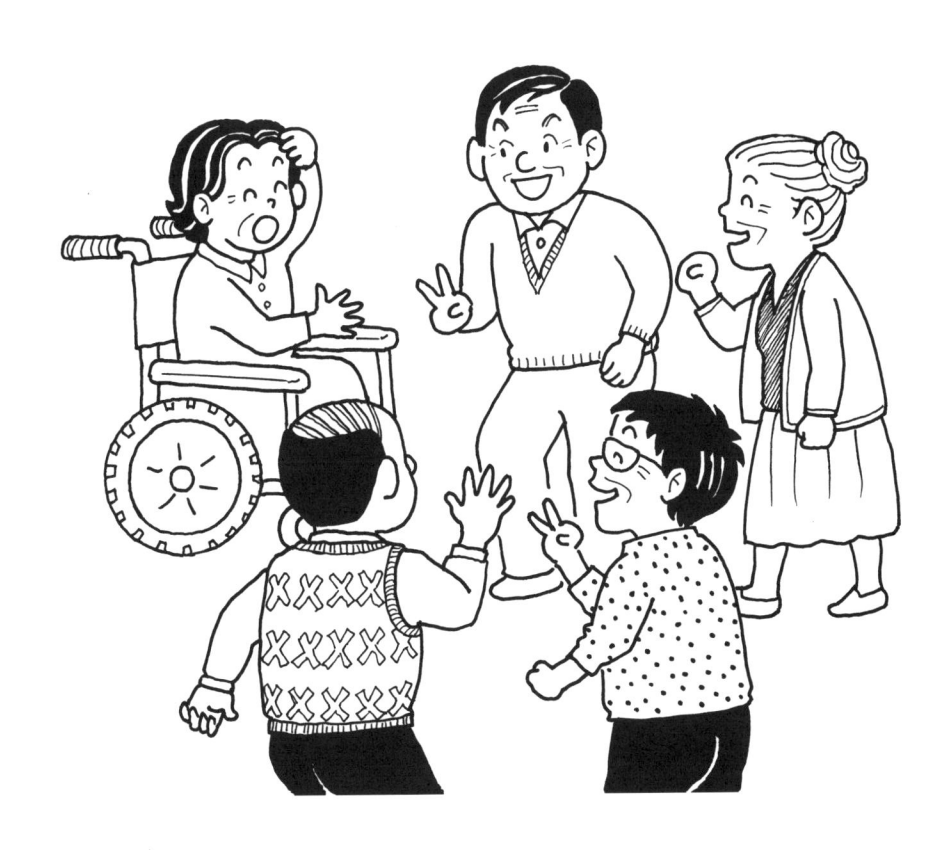

1 物当てゲーム

○ 用意するもの
シーツ1枚，テーブル1脚，各チームに紙と筆記用具，ぬいぐるみ，日用品，ボール，くだものの模型等を20品ぐらい

○ 遊び方
3～4人1組のチームを作ります。各チームに筆記用具と紙を渡します。

テーブルの上にぬいぐるみや日用品等を20品ぐらい置きます。

上からシーツをかけ見えなくしておきます。

リーダは，「せーの！」でシーツを取ります。参加者はそこにあるものをよく見ます。1分過ぎたら，リーダーはまたシーツをかけ，かくしてしまいます。

リーダーは「では，いま見たものを各チームで話し合って紙に書いてください」といいます。

さあ，どのチームが一番多く正確に当てたでしょう。

○ 留意点
当てる品物はあまり少なくてもおもしろくありません。20～30品ぐらいがいいでしょう。

また，紙に書く時間を5～7分ぐらいに定めましょう。

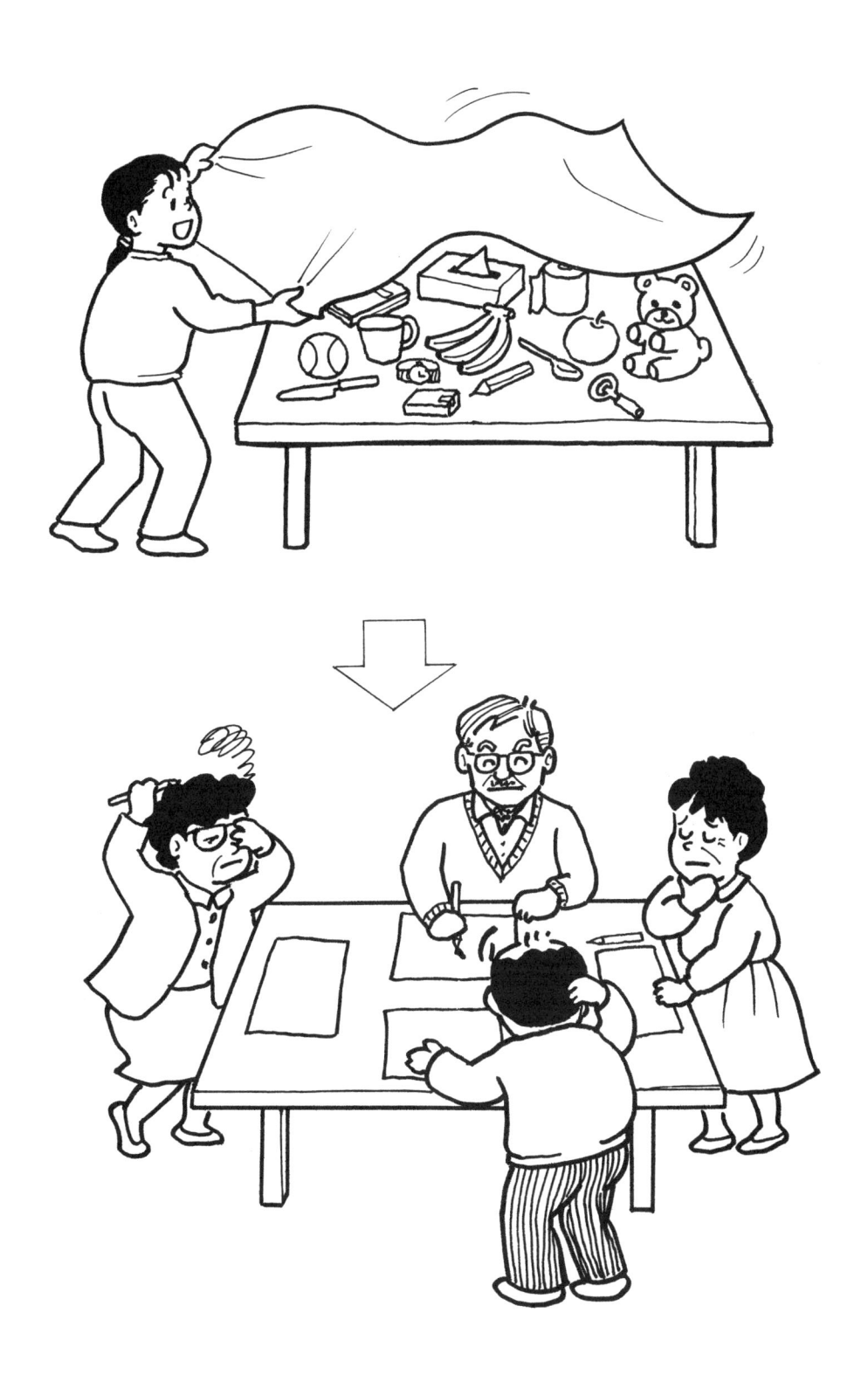

Ⅲ　みんなで楽しむ脳トレーニングゲーム

2 順番当てゲーム

○ 用意するもの

大きな紙に，焼魚，納豆，目玉焼，おしんこ，野菜サラダ，焼のり，みそ汁，ご飯の絵を参加者に見えるように描いておきます。

各チームにメモ用紙と筆記用具を用意します。

○ 遊び方

代表1人を選び，あとは3人1組のチームを作ります。各チームはメモ用紙と筆記用具を持ちます。

リーダーは前もって，代表の人に朝食の食べた順番を聞いておきます。（はじめに，みそ汁を飲んで，二番目にご飯を1口食べて，三番目に目玉焼を食べた。）

リーダー「今日は楽しかった旅行の朝です。では朝食を食べましょう。今日の朝食のメニューは，ここに書いたように，焼魚，納豆，目玉焼，おしんこ，野菜サラダ，焼のり，それにみそ汁とご飯です。○○さん（代表の人）は，はじめにみそ汁を1口飲みました。では，次に食べたものは，何と何だったでしょう。それでは○○さんの二番目と三番目に食べたものを，チームで相談しながら当ててみましょう。」

○ 留意点

夕食にして，食べ物の品を多くするとなかなか当たりませんので，2回目は，夕食にするとおもしろいでしょう。

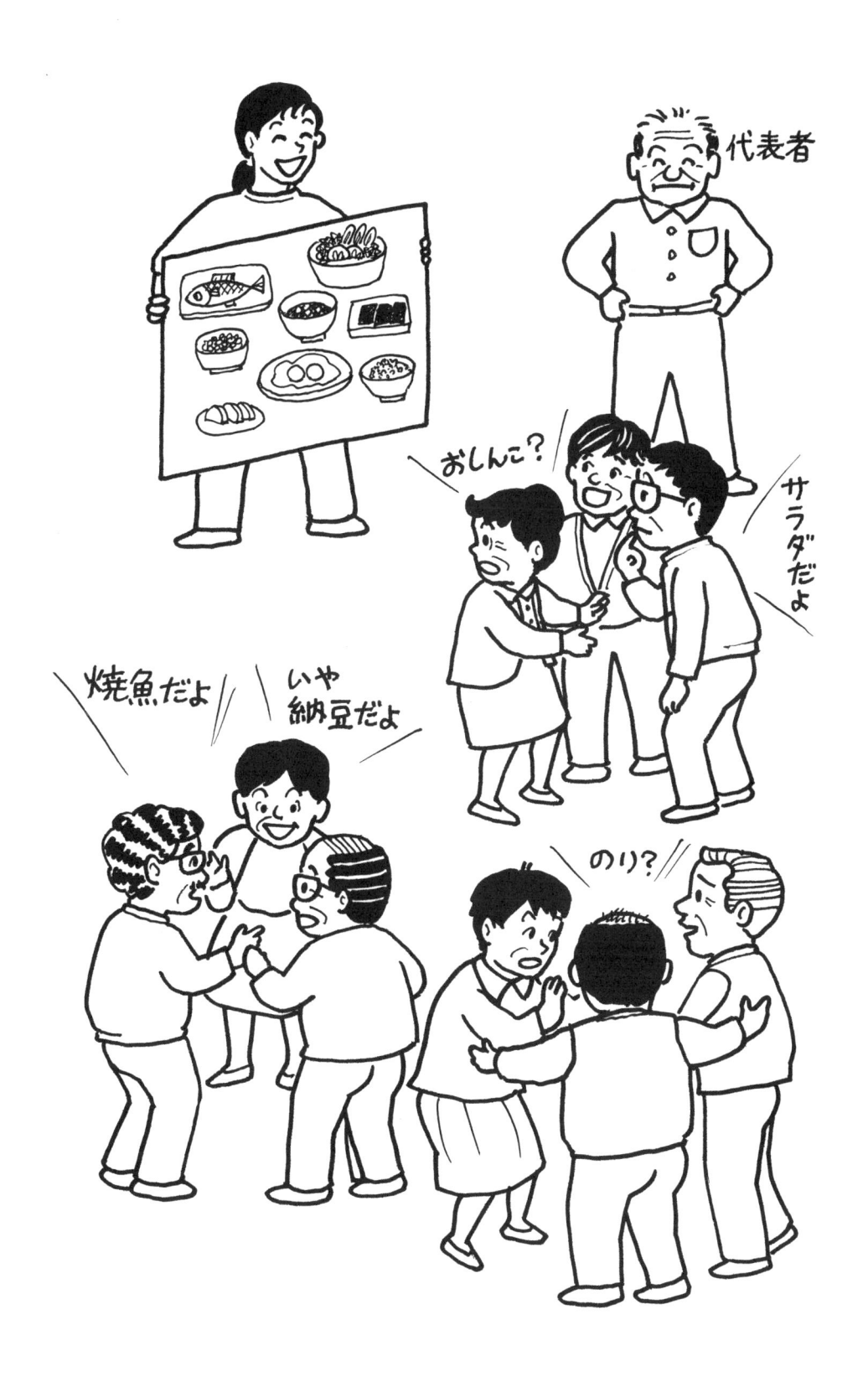

Ⅲ　みんなで楽しむ脳トレーニングゲーム

3 スズキさーん！──だれの名札

◯ 用意するもの
参加者の名札，テーブル

◯ 遊び方
　5〜7人ぐらいを1チームとします。はじめにそれぞれ名札をつけてもらい，リーダーの合図で，近くの人と握手をしてお互いに名前を呼び合い，あいさつをします。

　適当な時間にやめて，それぞれ名札を裏がえしにしてテーブルに置きます。

　次にまたリーダーの合図で，それぞれ名札を取り，その名札を本人に届けます。（あれ！　自分の名札を取っちゃったという場合もあっておもしろいですよ。）

◯ 留意点
　たまに，他人の名札をつけても平気な人もいますので注意しましょう。

　渡すときは，名前を呼ぶようにしましょう。名札は安全ピン式よりも洗濯ばさみ式の方がいいでしょう。

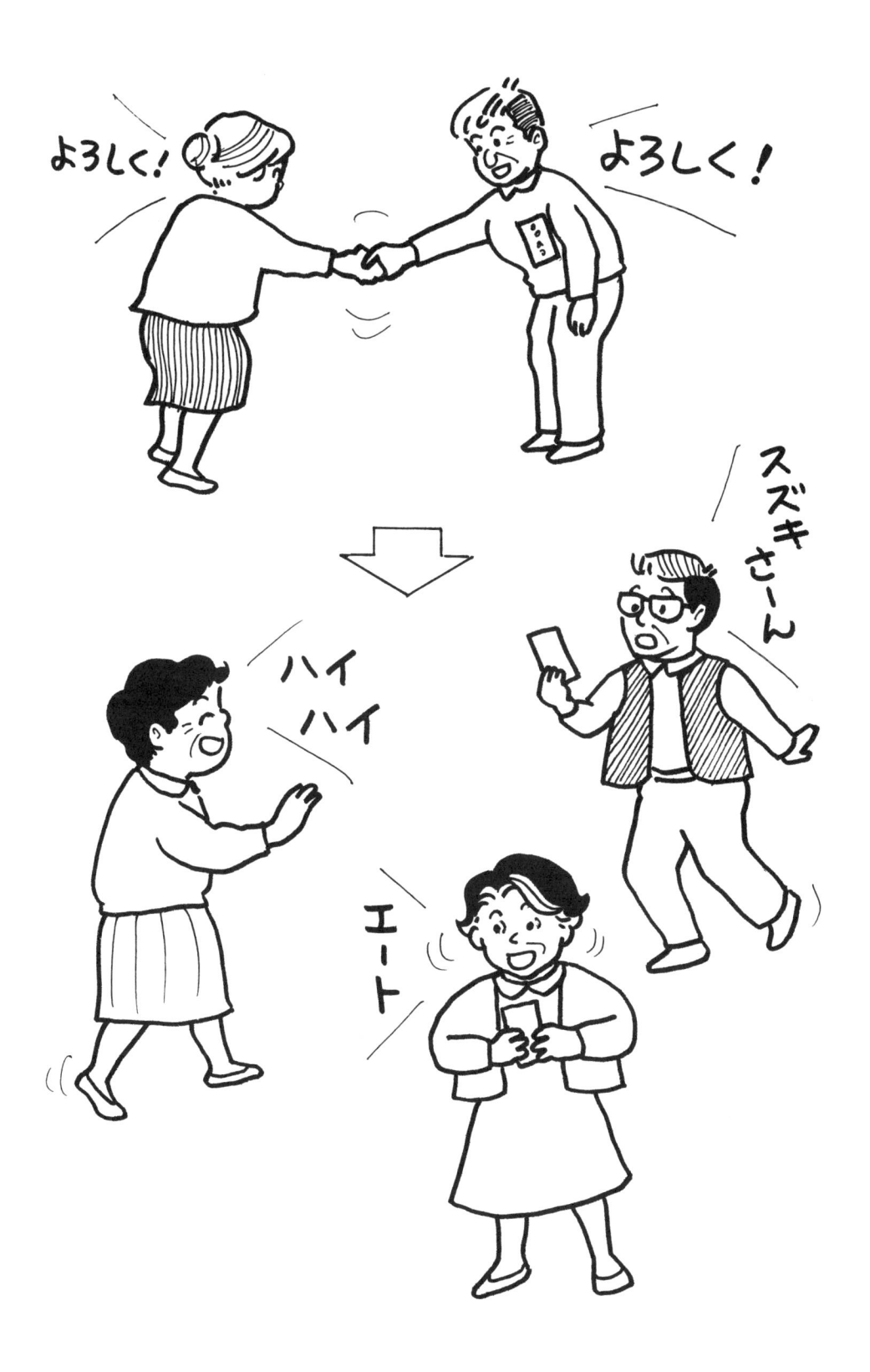

Ⅲ　みんなで楽しむ脳トレーニングゲーム

4 カード集め

◯ 用意するもの
　Ｂ５大ぐらいの白い紙に「いろは47文字」を1つずつ書いておきます。テーブル1脚

◯ 遊び方
　テーブルの上に文字の書かれた紙を重ねて積んで置きます。そのテーブルを中心に輪になり座ります。だれでもいいですから、はじめの人を決めます。

　リーダーの「はじめ」の合図で、はじめの人はテーブルに置かれた紙の一番上の1枚を取ります。そしてそこに書いてある字をみんなに見せ、その字が頭につく食べものをいいます。

　例えば「お」という字だったら、「おはぎ」とか「おでん」とかいい、そのカードを自分がもらいます。次の人（右隣でも、左隣でもよい）はまたテーブルの上の紙を取り同じようにします。

　なかなか、食べものの名前がでないときは、「パス」といって次の隣の人に渡します。

　さあ、だれが一番多くカードを集められるでしょう。

◯ 留意点
　なかなか答えられない人でも、その人が「パス」というまで待つようにしましょう。

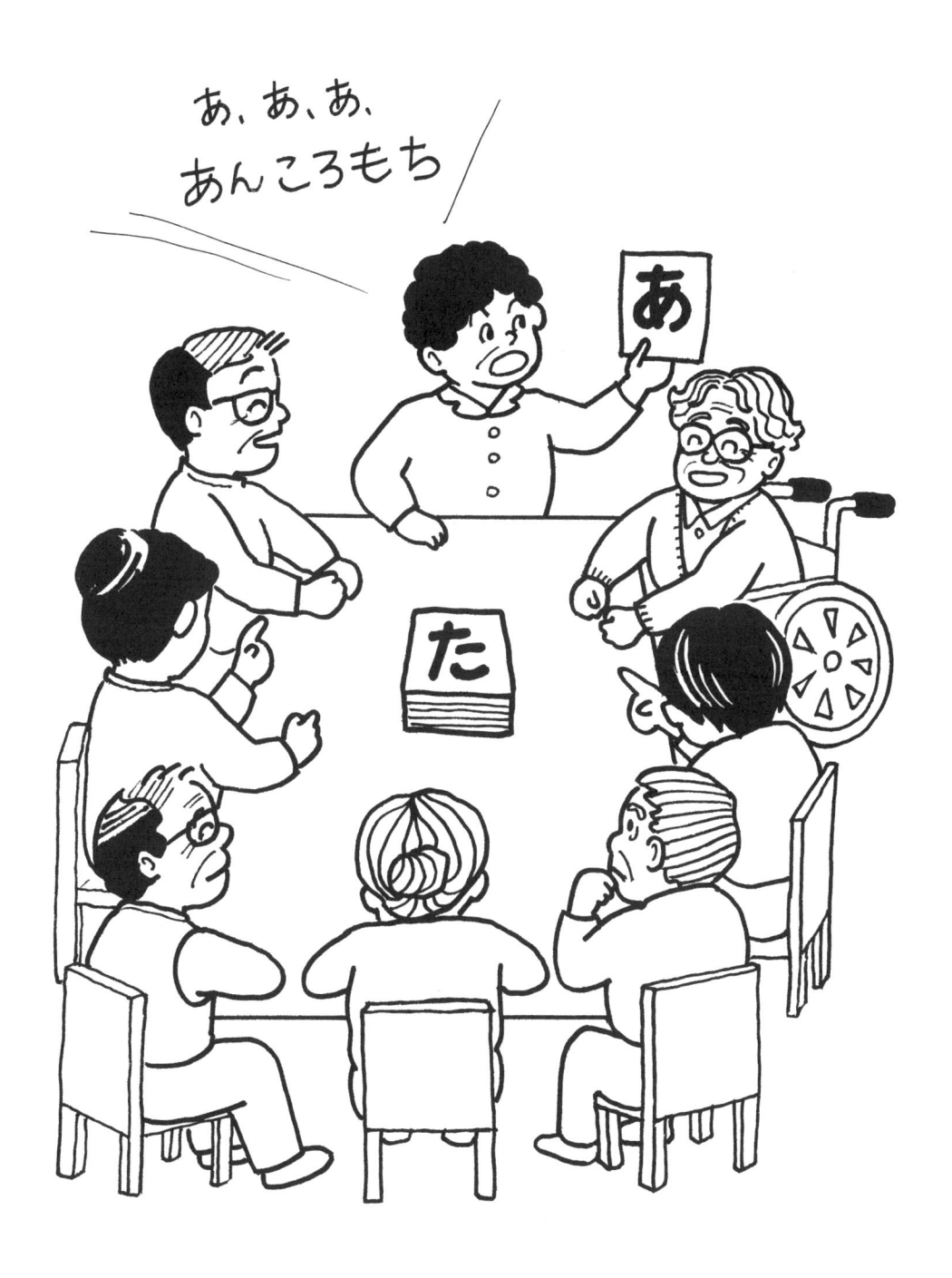

Ⅲ　みんなで楽しむ脳トレーニングゲーム

5 かくし文字さがし

◯ 用意するもの

模造紙数枚(チームの倍ぐらい),油性ペン,古新聞数枚,うちわ(参加者1人に1本)

◯ 遊び方

リーダーは参加者にわからないように前もって,模造紙に3文字の品物を書いておきます。(例えば「りんご」「みかん」「やかん」「からす」等。)

参加者は古新聞をまるめて紙ボールをいっぱい作っておきます。

各チーム5人ぐらいで輪になって座り,目をつぶってもらいます。

リーダーはその間,文字の書かれた模造紙を輪のまん中に置き,その上に紙ボールを積み重ねて,文字が見えないようにします。

リーダーは参加者にうちわを1人1本ずつ配ります。リーダーの「はじめ」の合図で各チームいっせいにうちわであおぎ,紙ボールを動かして下に書いてある文字がわかったら大きな声で読みます。

はやく正しく読んだチームが勝ちです。

◯ 留意点

展開として,文字を4文字にしたり,漢字3文字または4文字にしてもおもしろいでしょう。

はじめる前に参加者に文字がわからないようにしてください。

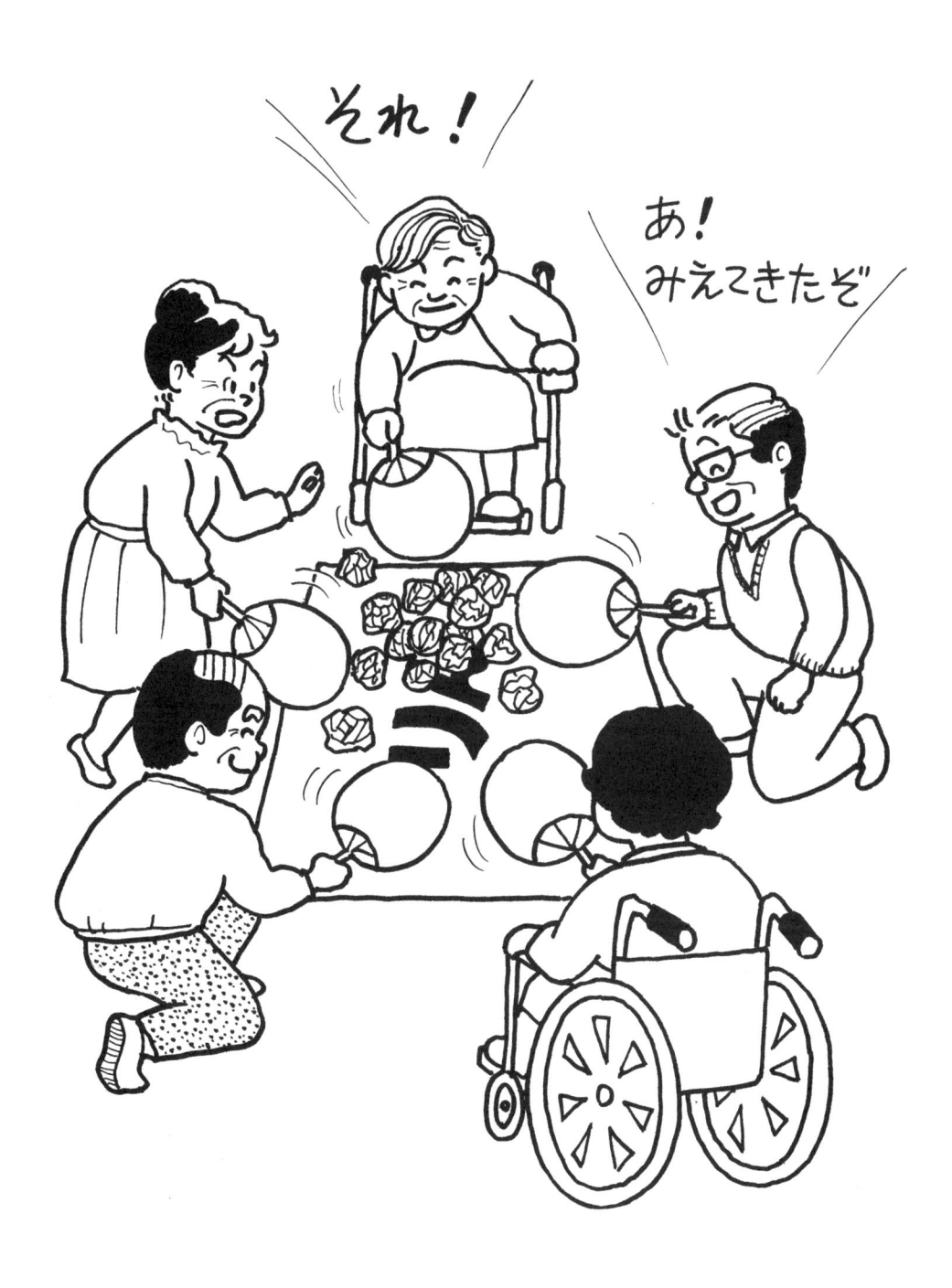

Ⅲ　みんなで楽しむ脳トレーニングゲーム

⑯ 今日のおにぎり

◯ 用意するもの
　B4大の白い紙，筆記用具，テーブル

◯ 遊び方
　1人に白い紙5枚と筆記用具を配ります。白い紙1枚に「おかか」とか「鮭(さけ)」とか，おにぎりの中味を書きます。書き終わったら丸めてテーブルの上に置きます。

　参加者は，そのテーブルを中心にして周りに座ります。

　リーダーは，だれか1人指名して「〇〇さん，何のおにぎりが食べたいですか」と聞き，その人が例えば「おかかのおにぎり」といったら，周りの人はいっせいに丸めた紙を開いて，さがします。

　こうして次の人とかわります。

◯ 留意点
　おにぎりの中味を書くこと，それを丸めることから，このゲームははじまりますので，きちんと指導してください。

　また，おにぎりの中味もユニークなものを入れるとおもしろいでしょう。

※中身の例
　おかか，鮭，こんぶ，たらこ，うめぼし，お新香，つくだに，シーチキン，焼肉，キムチ，アボカド等

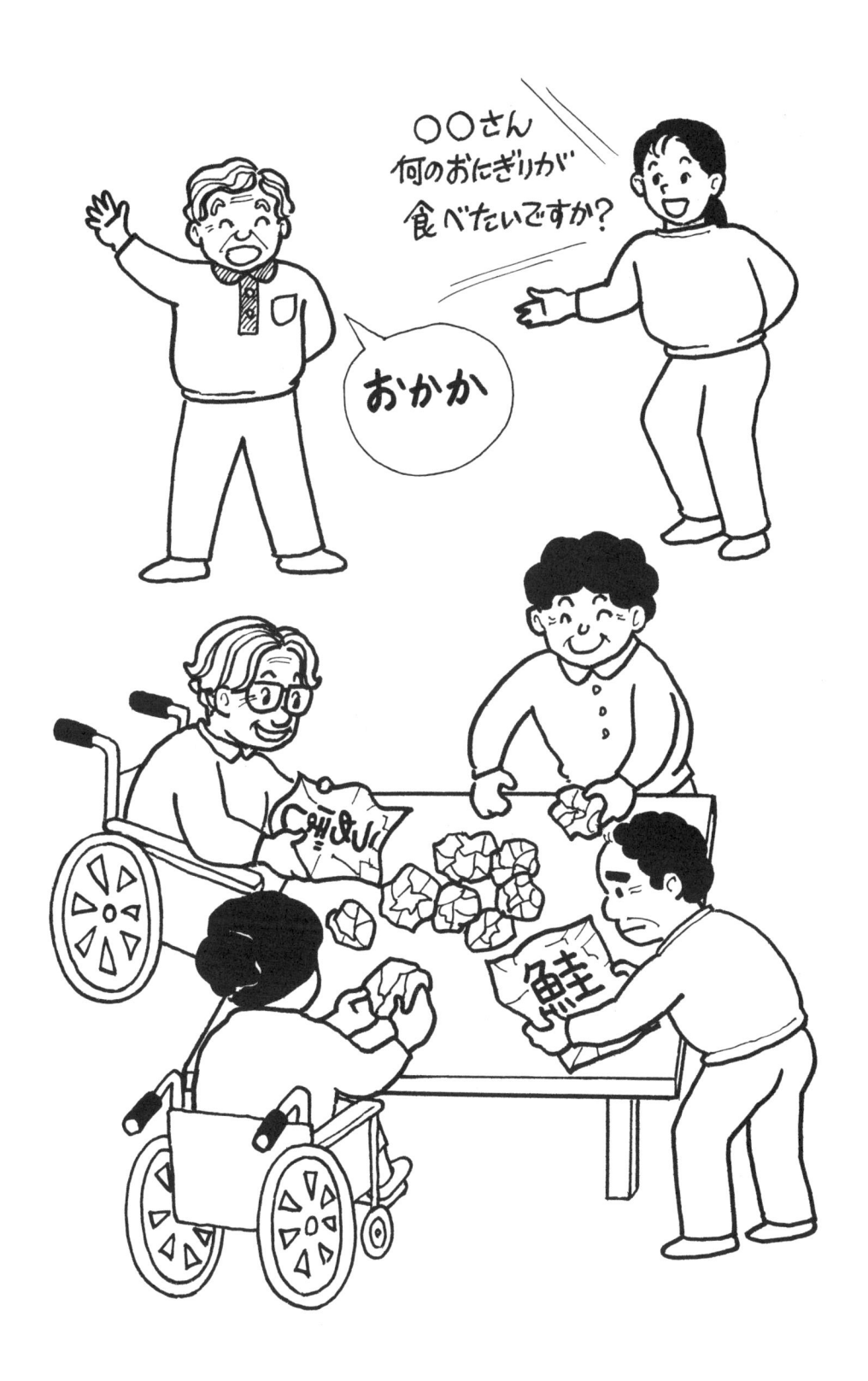

Ⅲ　みんなで楽しむ脳トレーニングゲーム

7 うちわを使って

◯ 用意するもの

同じ型のうちわを6本(うちわの片側に「黄門様」とカードを貼ったものを2本,同じように「助さん」2本,「格さん」2本),テーブル

◯ 遊び方

赤白2組に分かれます。テーブルの上に各組の前に裏がえして見えないように,「黄門様」「助さん」「格さん」のうちわを置きます。

各代表が向かい合います。リーダーが「ハイ！」といったら,お互いにうちわを1本選び,上にあげます。

赤白,同じ人のうちわをあげたときは1点ずつ得点になります。

また,「助さん」と「格さん」の場合は得点になりませんが,「黄門様」と「助さん」,「黄門様」と「格さん」の場合は「黄門様」をあげたチームに得点が入ります。

こうして,次の二番目の人に替わり,終わりまで勝負します。

◯ 留意点

次にはじまるときは,参加する人は目をつぶってもらい,リーダーが,うちわの位置をかえます。

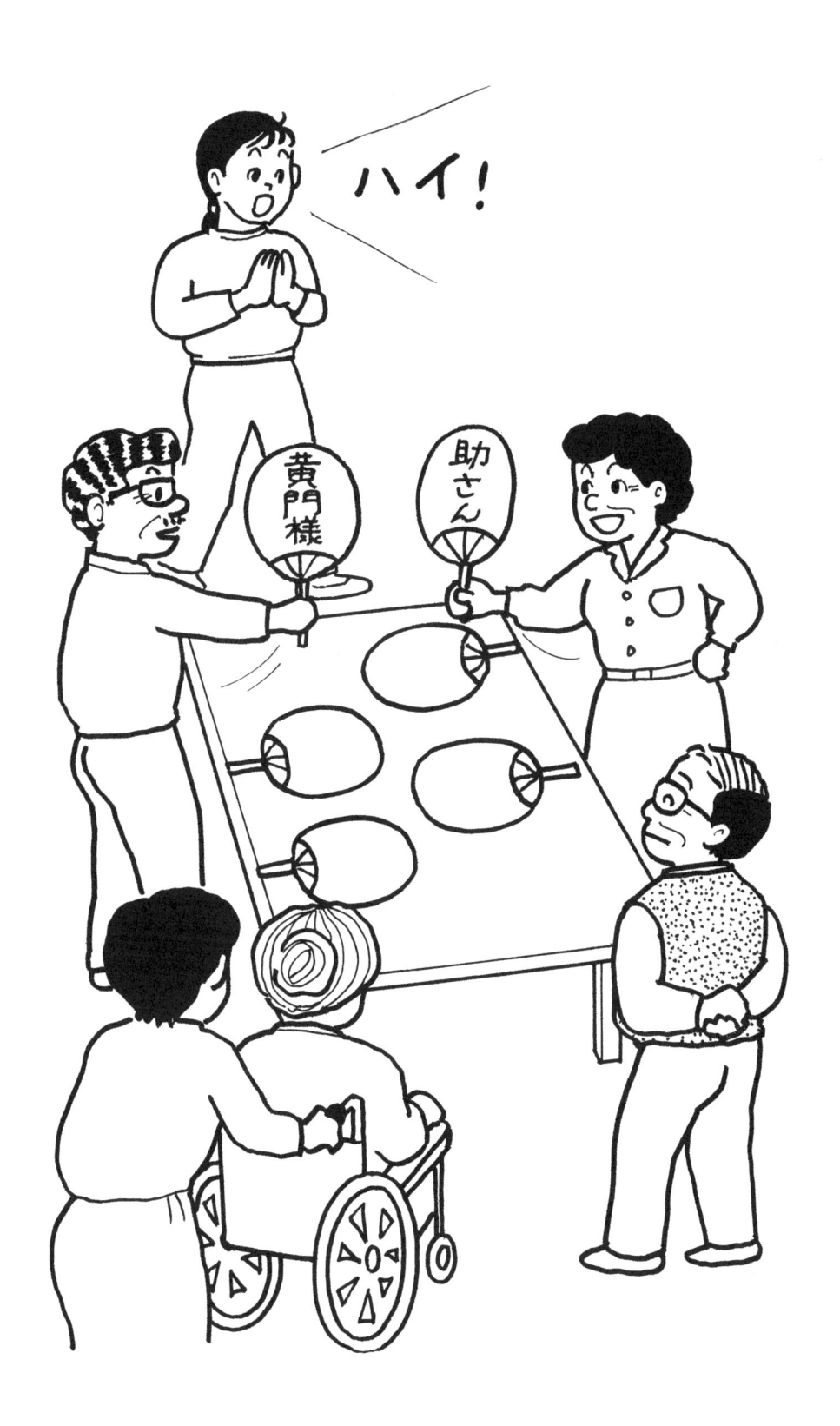

Ⅲ　みんなで楽しむ脳トレーニングゲーム

8 大金持ちをめざせ

◯ 用意するもの

カードで作ったお札（千円札20枚，5千円札10枚，1万円札5枚，ただし裏は白紙），テーブル

◯ 遊び方

テーブルの上にお札を裏がえしにして並べて置きます。

リーダーとジャンケンをして勝った人（負けとあいこはダメ）はお札を1枚取ることができます。

これをくりかえして，だれが一番お金持ちになるか，最後に合計金額を集計して発表します。

◯ 留意点

お札を多くするとおもしろいです。また，お札をめくって元にもどす人もいますので注意しましょう。

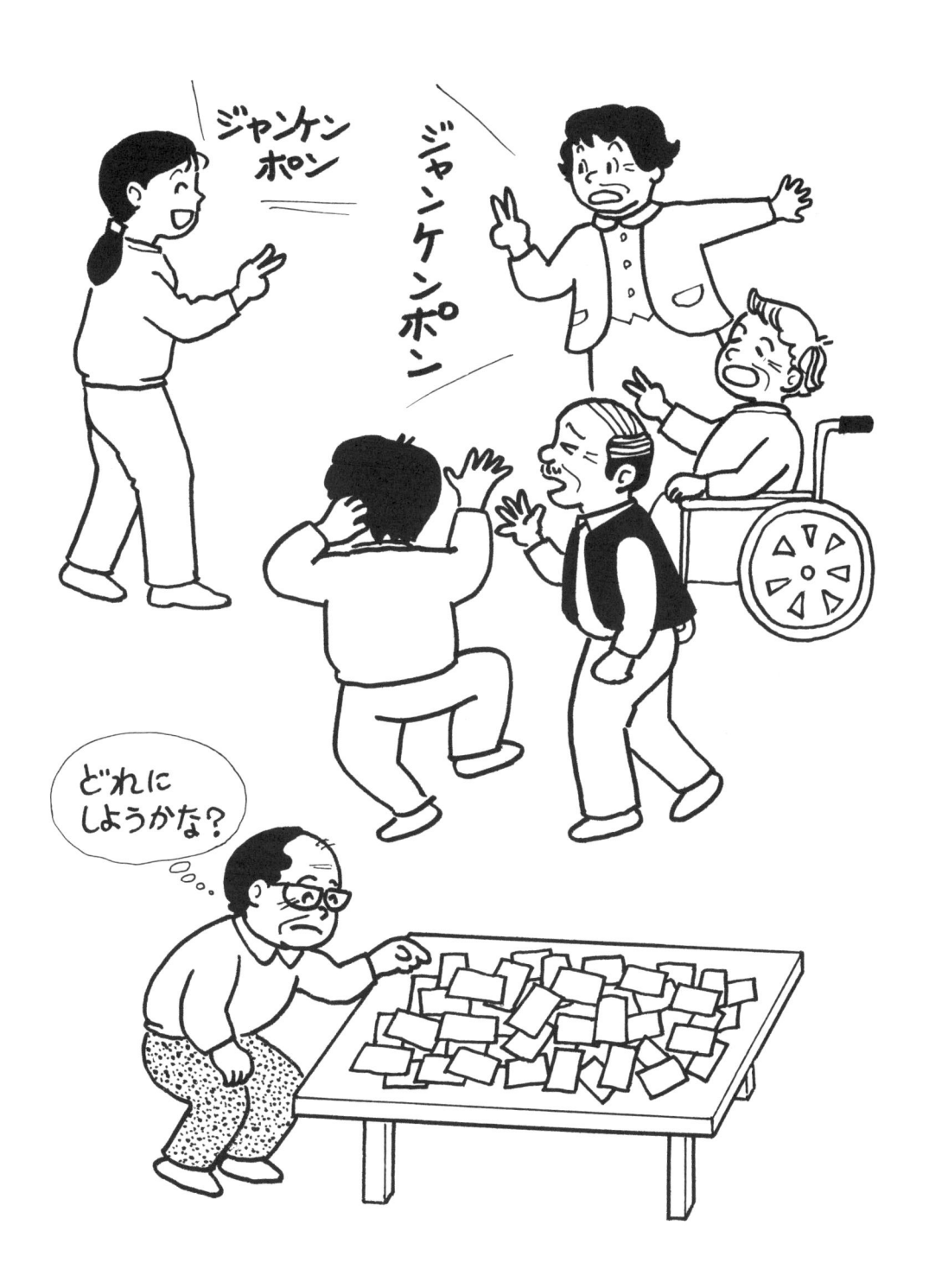

Ⅲ　みんなで楽しむ脳トレーニングゲーム

●●● Ⅰの答えのページ ●●●

1 かんたんなクイズ（6，7ページ）
①棒 ②木 ③三 ④上 ⑤茶 ⑥三，八 ⑦千，万 ⑧四 ⑨二 ⑩さそり ⑪昭和 ⑫小結 ⑬火事 ⑭とら ⑮桂馬 ⑯地 ⑰京都

2 ちょっと考えるクイズ遊び（8ページ）
①植木，材木など ②高（校） ③秋（場所） ④石川，茨城など ⑤白（寿） ⑥弁（天様） ⑦線，千など

3 正しい意味はどっち（9ページ）
①ロ ②イ ③イ ④ロ ⑤ロ

4 ここでちょっとなぞなぞ（10〜13ページ）
①春になる ②氷 ③潜水艦だったから ④同じ ⑤写真でとる ⑥交番に届けた ⑦こぼれる ⑧めん類 ⑨ネクタイ ⑩油 ⑪手 ⑫顔 ⑬骨 ⑭切手 ⑮風船 ⑯凧（たこ） ⑰物干しざお ⑱自分の膝 ⑲水 ⑳まぶた ㉑さいころ ㉒ボール ㉓リンゴ畑の農家の人がうしろを向いたとき ㉔故障で修理のとき ㉕カラス ㉖魚 ㉗人生 ㉘男女の恋 ㉙年齢 ㉚レタス（０足す）

5 ちょっと知恵がつくクイズ（14〜17ページ）
①ロ ②ロ ③ロ ④ロ ⑤イ ⑥イ ⑦ロ ⑧ロ

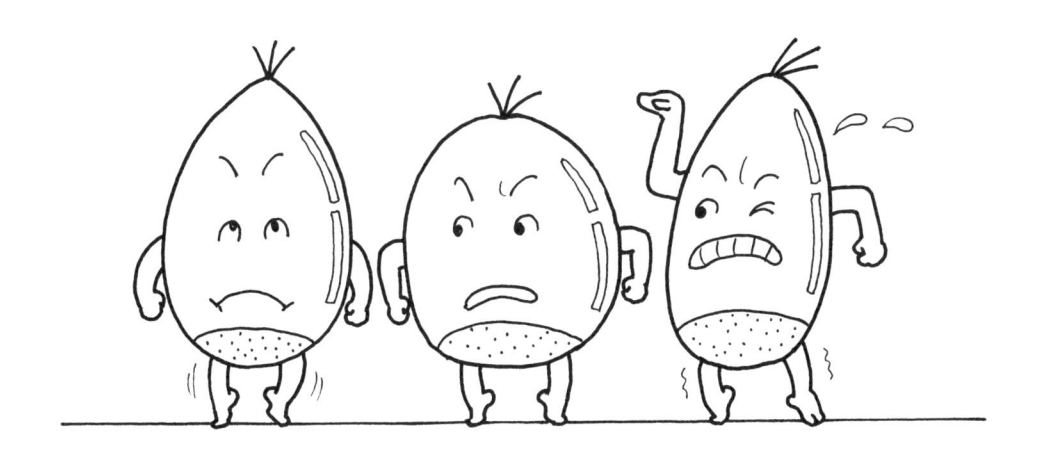

Ⅰの答えのページ

6　ことわざクイズ（18〜21ページ）

①風が吹く　②砕けよ　③吠(ほ)え　④追わず　⑤文殊（もんじゅ）
⑥わら　⑦成功　⑧ドングリ　⑨泥棒　⑩能（のう）　⑪西　⑫なぶれ　⑬間（ま）　⑭付き　⑮錆（さび）　⑯壇（たん）　⑰単

●●● Ⅱの答えのページ ●●●

1 計算力のトレーニング（24 ページ）

5 ＋ 8 ＝13	2 ＋ 5 ＝ 7	12 − 4 ＝ 8	3 × 2 ＝ 6
2 ＋ 9 ＝11	4 × 2 ＝ 8	3 ＋ 4 ＝ 7	9 − 6 ＝ 3
4 ＋ 5 ＝ 9	15 − 9 ＝ 6	3 × 4 ＝12	7 − 3 ＝ 4
7 ＋ 6 ＝13	11 − 9 ＝ 2	7 × 5 ＝35	1 × 6 ＝ 6
7 ＋ 2 ＝ 9	6 − 3 ＝ 3	7 − 2 ＝ 5	6 × 2 ＝12
14 − 6 ＝ 8	4 ＋ 3 ＝ 7	7 ＋ 4 ＝11	8 − 3 ＝ 5
9 × 5 ＝45	5 − 3 ＝ 2	13 − 7 ＝ 6	9 − 0 ＝ 9
10 − 7 ＝ 3	4 × 7 ＝28	6 ＋ 9 ＝15	15 − 9 ＝ 6
3 ＋ 5 ＝ 8	3 − 3 ＝ 0	9 − 7 ＝ 2	4 × 1 ＝ 4
7 ＋ 9 ＝16	1 × 0 ＝ 0	6 ＋ 8 ＝14	11 − 3 ＝ 8
9 × 8 ＝72	9 × 3 ＝27	12 − 5 ＝ 7	16 − 7 ＝ 9
7 ＋ 5 ＝12	13 − 5 ＝ 8	7 × 5 ＝35	14 − 5 ＝ 9
8 ＋ 5 ＝13	8 × 3 ＝24	13 − 6 ＝ 7	7 ＋ 7 ＝14
2 × 6 ＝12	1 ＋ 7 ＝ 8	9 ＋ 3 ＝12	4 × 4 ＝16
10 − 7 ＝ 3	8 × 7 ＝56	7 − 2 ＝ 5	3 × 1 ＝ 3

2 かんたんな間違いさがし（26 ページ）

ごりら，さくら，するめ，たまご，とまと，にしん，ふとん，めだか，めろん，らっぱ，りんご，れもん

Ⅱの答えのページ

3 かんたんな穴埋めクイズ（27ページ）

①**四**苦**八**苦 ②**三**寒**四**温 ③**百**発**百**中 ④**十**人**十**色 ⑤**一**日**千**秋 ⑥**一**進**一**退 ⑦**千**変**万**化 ⑧**七**転**八**倒 ⑨**一**事が**万**事 ⑩早起きは**三**文の徳 ⑪人のうわさも**七十五**日 ⑫**百**聞は**一**見にしかず ⑬三つ子の魂**百**まで ⑭なくて**七**癖，あって**四十八**癖 ⑮仏の顔も**三**度 ⑯桃栗**三**年，柿**八**年 ⑰**十**年一昔 ⑱鶴は**千**年，亀は**万**年 ⑲**二**の足を踏む ⑳**五**里霧中 ㉑爪に**火**をともす ㉒ひざを**まじ**えて話す ㉓風**上**にもおけぬやつ ㉔**飛ぶ（立つ）**鳥あとを濁さず ㉕キジも**鳴かずば**打たれまい ㉖雀**百**まで踊り忘れず ㉗舌の**根**の乾かぬうち ㉘櫛の歯が**欠**けたよう ㉙**天**災は忘れたころに**やって**くる ㉚さく**ら**んぼは，山**形**県の名産です

5 漢字つめクロス（30，31ページ）

①

明	日				点
	陰	口		消	火
役	者		防		
人		大	同	団	結
根	拠	地			婚
性			卒	業	式

②

目		明	日		朝
高	貴		常		食
	夫	婦	茶	碗	
美	人		飯		
術		理	事	会	
品		系		館	長

7 当て字クイズで脳トレーニング1（33〜36ページ）

①あおだいしょう（青大将＝ヘビの名前） ②ふとりすぎ ③もの

73

わかれ ④こうえん（公園） ⑤ホンコン（香港＝中国の都市名） ⑥てんで話にならない ⑦しゃくにさわる男 ⑧ながの（＝県名） ⑨山をかける（＝試験問題を推量すること） ⑩善は急げ

8　当て字クイズで脳トレーニング２（37ページ）
①ハイドン（＝「高い」は英語でhigh（ハイ）＋大砲の音"ドン"）　②モーツァルト　③ベートーベン　④ビゼー　⑤ブラームス　⑥ショパン　⑦ベルディ　⑧リスト

9　当て字クイズで脳トレーニング３（38，39ページ）
①ひとで　②いるか　③かなりや　④あほうどり　⑤ランプ　⑥ピアノ　⑦バター　⑧ミイラ　⑨ビール　⑩ハリウッド　⑪スペイン　⑫ローマ　⑬スイス

10　漢字で脳トレーニング１（40，41ページ）
①烏→鳥　②西→東　③古→枯　④綺→奇　⑤太→大　⑥格→覚　⑦多→大　⑧弱→若　⑨薄→白　⑩奏→泰　⑪勝→喝　⑫古→故　⑬妻→菜　⑭違→異　⑮政→成　⑯対→体　⑰白→薄　⑱関→石　⑲普→不　⑳不→付　㉑絵→会　㉒錬→廉　㉓雷→来　㉔若→弱　㉕麗→奮　㉖杓→酌　㉗会→合　㉘鉄→徹　㉙精→誠　㉚優→有　㉛語→言　㉜名→銘　㉝倉→創　㉞血→結　㉟滴→適　㊱細→砕　㊲太→多　㊳城→丈　㊴料→量　㊵特→得　㊶義→疑　㊷加→可

11 漢字で脳トレーニング2 （42ページ）

①参考漢字：粒, 粘, 籵（デカメートル）, 計, 訃, 困, 細, 針, 釦（ボタン）, 続, 貼, 員, 朴（ホオ）, 呆, 未, 末, 果, など

②参考漢字：仏, 加, 公, 台, 只, など

③参考漢字：左, 右, 占, 外, 佐, 佑, など

※このほか漢和辞典で調べてみましょう。

12 漢字で脳トレーニング3 （43, 44ページ）

① 相手紙／王・本（手）

② 薬箱庭／本・根（箱）

③ 雨足軽／素・場（足）

④ 旅行事／品・先（行）

⑤ 主人名／新・格（人）

⑥ 横道具／脇・路（道）

⑦ 夜景品／情・気（景）

⑧ 出口座／入・論（口）

⑨ 親愛情／敬・読（愛）

13　数字クイズで脳トレーニング（45ページ）

① 10（前の数に3を加えた数）　② 88（長寿のお祝いの年齢。順番に，還暦，古稀，喜寿，傘寿，米寿，卒寿，白寿）　③ 3（小学校，中学校，高校，大学の通学年数）　④ 13（回忌）　⑤ 21（週間ごとの日数，7の倍数）

15　記憶のアウトプット（48ページ）

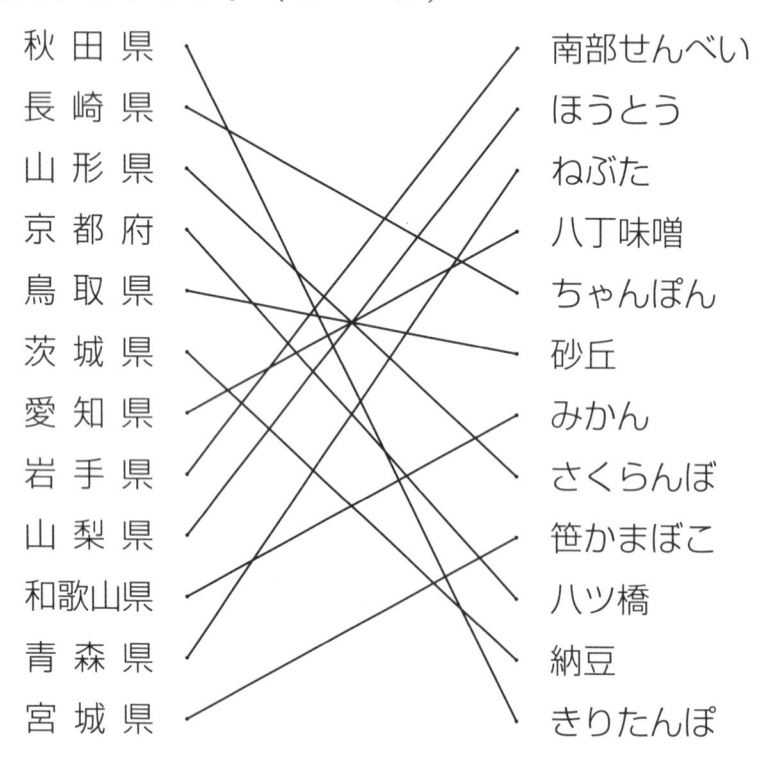

秋田県	きりたんぽ
長崎県	ちゃんぽん
山形県	さくらんぼ
京都府	八ツ橋
鳥取県	砂丘
茨城県	納豆
愛知県	八丁味噌
岩手県	南部せんべい
山梨県	ほうとう
和歌山県	みかん
青森県	ねぶた
宮城県	笹かまぼこ

著者紹介

今井弘雄

　1936年生。国学院大学卒。元医療法人社団明芳会板橋中央総合病院福祉課長。ヘルパー養成講座講師。日本創作ゲーム協会代表理事，子ども文化研究所委員。

＜おもな著書＞

『生きがいづくり・健康づくりの明老ゲーム集』（共著）『ちょっとしたリハビリのためのレクリエーションゲーム12ヵ月』『シニアが楽しむちょっとしたリハビリのための手あそび・指あそび』『車椅子・片麻痺の人でもできるレクリエーションゲーム集』『ちょっとしたボケ防止のための言葉遊び＆思考ゲーム集』『おおぜいで楽しむゲームと歌あそび』『少人数で楽しむレクリエーション12ヵ月』『虚弱や軽い障害・軽い認知症の人でもできるレクゲーム集』『介護予防と転倒予防のための楽しいレクゲーム45』『軽い認知症の方にもすぐ役立つなぞなぞとクイズ・回想法ゲーム』『ほら，あれ！楽しい物忘れ・ど忘れ解消トレーニング』『シニアのための楽しい脳トレーニングワークシート②』『シニアのための大笑いクイズと大笑い健康体操』『シニアが楽しむ言葉遊びと思い出クイズ・記憶遊び』（以上，黎明書房）『バスの中のゲーム』（文教書院）他多数。

＜参考にさせていただいた本＞

『お年よりにうけるレクリエーション』斎藤道雄著，大月書店，2000年
『楽しいゲーム204─高齢障害者のためのグループレクリエーション─』松本あづさ著，財団法人 日本レクリエーション協会，1996年
『高齢者のためのおたのしみ会アイデア集』今井弘雄著，生活ジャーナル，2000年
『日本語のオニ』雅 孝司著，祥伝社，1996年
『手と脳─脳の働きを高める手─』久保田競，紀伊國屋書店
『もの忘れ・ど忘れを防ぐ100のコツ』主婦の友社編
『指遊び・手遊び・ジャンケン遊び』今井弘雄，童心社
『ボケないための手遊び・指遊び』今井弘雄，PHP研究所
『ちょっとしたリハビリのための手あそび・指あそび』今井弘雄，黎明書房
『ボケを防ぎ，元気力を高める手・指あそび・うたゲーム』今井弘雄，生活ジャーナル社
「特集：今から始める脳の健康法─手や指を動かすことは，認知症予防に効果大」『清流』2008年11月号，今井弘雄，清流出版

シニアのための楽しい脳トレーニングワークシート①

| 2013年3月31日 | 初版発行 |
| 2016年6月30日 | 6刷発行 |

著　者	今井　弘雄
発行者	武馬　久仁裕
印　刷	株式会社　太洋社
製　本	株式会社　太洋社

発行所　　　株式会社　黎明書房

〒460-0002　名古屋市中区丸の内3-6-27 EBSビル
☎052-962-3045　FAX 052-951-9065　振替・00880-1-59001
〒101-0047　東京連絡所・千代田区内神田1-4-9　松苗ビル4F
☎03-3268-3470

落丁本・乱丁本はお取替します。　　ISBN978-4-654-05637-8

Ⓒ H. Imai 2013, Printed in Japan

今井弘雄先生の本

車椅子・片麻痺の人でもできる
レクリエーションゲーム集
A5／98頁　1500円

高齢者のレクリエーション⑤　車椅子・片麻痺の人も，グループの仲間に入って楽しめるゲームを，イラストを交えて42種紹介。万国旗作り／うちわグライダー／他

おおぜいで楽しむゲームと歌あそび
A5／92頁　1600円

高齢者の遊び＆ちょっとしたリハビリ③　リハビリ効果のあるゲーム23種と，なつかしい歌に合わせて身体を動かすレクリエーション13種を紹介。四季大集合／他

少人数で楽しむ
レクリエーション12カ月
A5／102頁　1600円

お年寄りと楽しむゲーム＆レク②　グループホームなどの小規模施設や小グループで楽しめるレクや歌遊び，集会でのお話のヒントなどを月ごとに紹介。土用丑の日／他

虚弱や軽い障害・軽い認知症の人でもできる
レクゲーム集
A5／97頁　1600円

お年寄りと楽しむゲーム＆レク④　身体の弱い人も，軽い障害のある人も，丈夫な人も，みんなで一緒に楽しく参加できるゲーム41種を紹介。拍手であいさつ／他

介護予防と転倒予防のための
楽しいレクゲーム45
A5／102頁　1600円

お年寄りが笑顔で楽しむゲーム＆遊び①　高齢者の体力・筋力の維持・向上，機能回復を図る楽しいレクゲームを3部に分けて，45種紹介。はとぽっぽ／紙バレー／他

はじめての人でもすぐできる
シニアのための俳句づくりワークシート
B5／86頁　1800円

今すぐ俳句を作ってみたい方の超簡単俳句入門書！　わかりやすく，ていねいな説明で，楽しく簡単に作れます。「よく使う季語一覧」「投句用紙（短冊）」等収録。

シニアが楽しむ
言葉遊びと思い出クイズ・記憶遊び
B5／73頁　1700円

かんたんななぞなぞやクイズを解いたり，言葉遊びで口を動かしたり，子どもの頃を回想するゲームや記憶録を楽しむゲームをしながら，脳を楽しく刺激します。

シニアのための日本史がおもしろくなる
クイズワークシート
B5／78頁　1800円

「徳川家光は自殺をはかったことがある？」「織田信長は本能寺の変を生き延びていた？」等，学校で習う歴史とはひと味違う日本史クイズを紹介。

表示価格は本体価格です。別途消費税がかかります。

■ホームページでは，新刊案内など，小社刊行物の詳細な情報を提供しております。「総合目録」もダウンロードできます。
http://www.reimei-shobo.com/